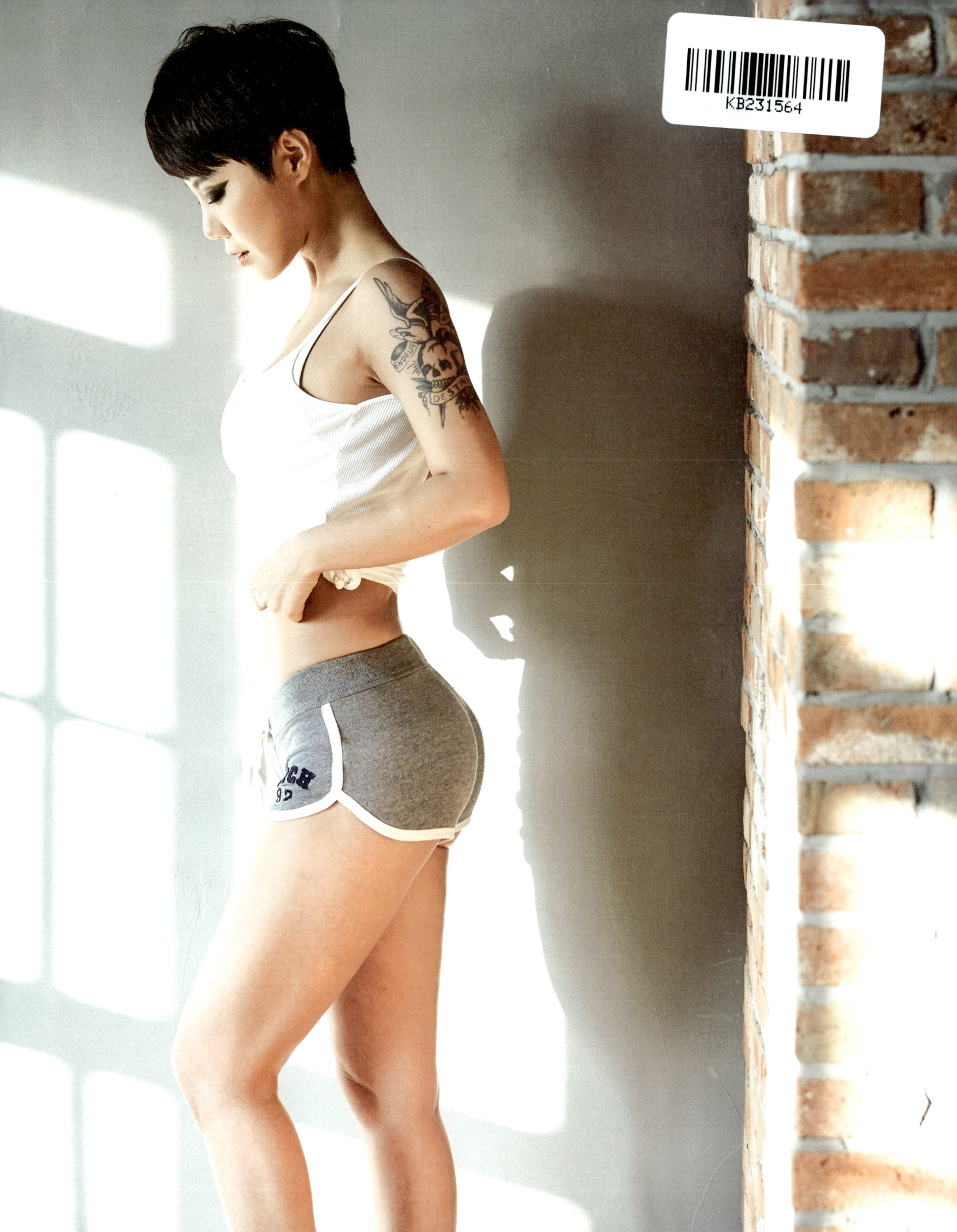

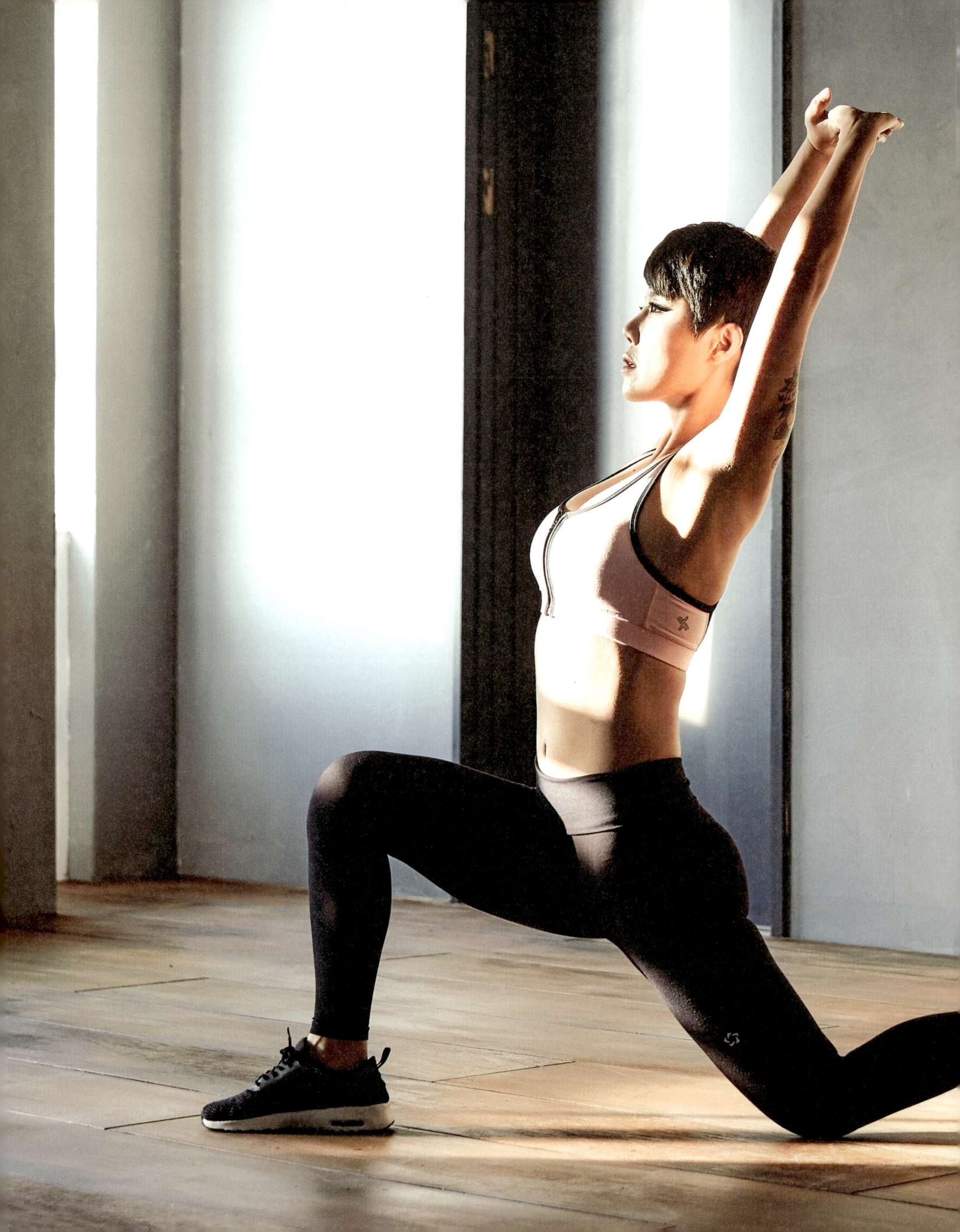

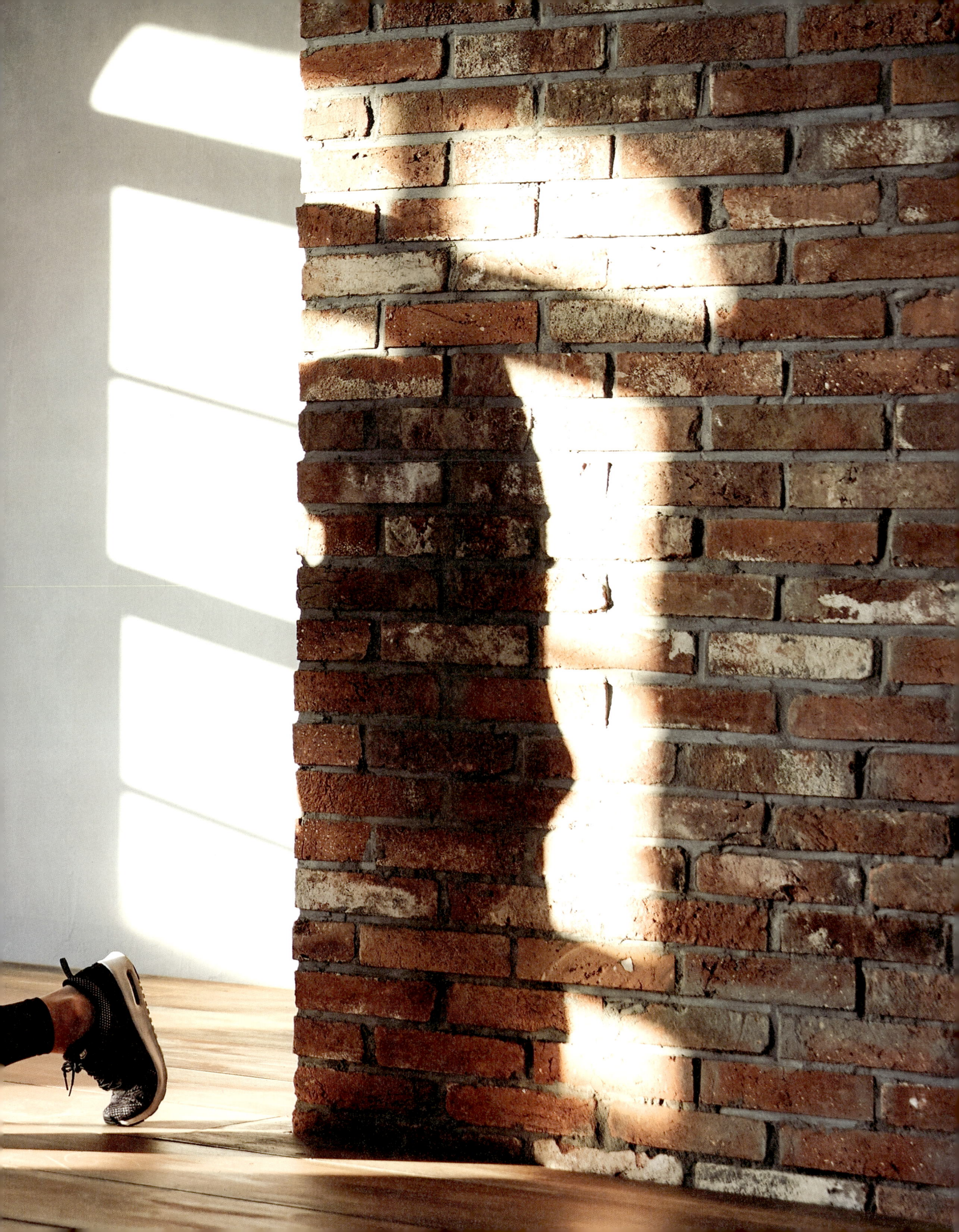

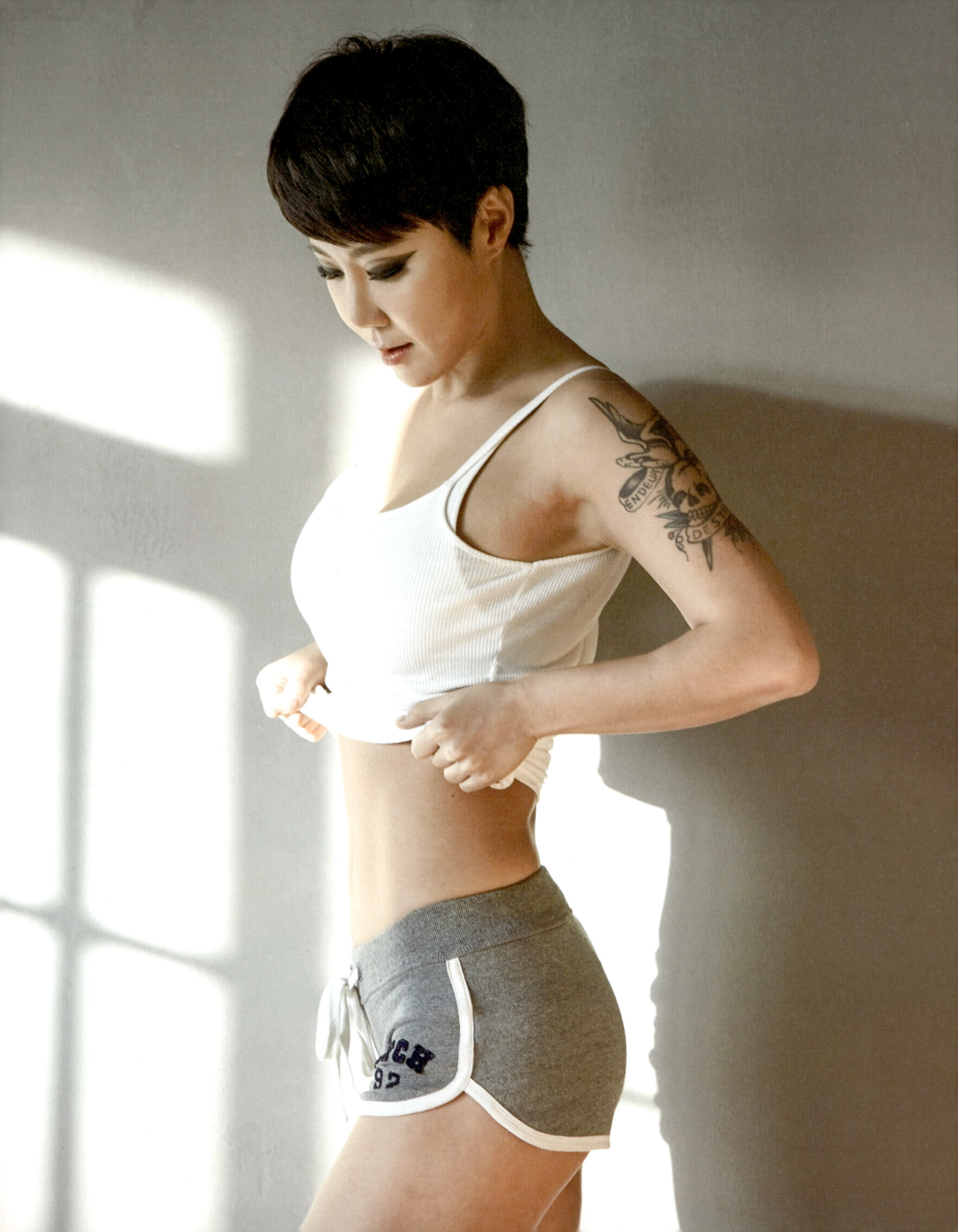

군 살 까 지 모 조 리 빼 주 는 스 파 르 타 트 레 이 닝

주원홈트 맥시멈

MAXIMUM

군살까지 모조리 빼주는 스파르타 트레이닝

주원홈트 맥시멈
MAXIMUM

초판 1쇄 발행 2017년 4월 15일
초판 3쇄 발행 2017년 6월 1일

지은이 김주원
펴낸이 김영조
책임진행 김민정
콘텐츠기획팀 허슬기, 김민정, 이은주
마케팅팀 이유섭
경영지원팀 정은진
외부스태프 디자인 BIG WAVE (designbigwave.blog.me)
　　　　　　 촬영 이과용 (15스튜디오)
　　　　　　 진행도움 한혜민
펴낸곳 싸이프레스
주소 서울시 마포구 양화로7길 4-13(서교동 392-31) 302호
전화 02-335-0385/0399
팩스 02-335-0397
이메일 cypressbook1@naver.com
홈페이지 www.cypressbook.co.kr
블로그 blog.naver.com/cypressbook
페이스북 www.facebook.com/cypressbook
인스타그램 @cypress_book
출판등록 2009년 11월 3일 제2010-000105호

ISBN 979-11-6032-020-6 13690

이 도서의 국립중앙도서관 출판시도서목록(CIP)은 e-CIP홈페이지(http://www.
nl.go.kr/cip.php)와 국가자료공동목록시스템(http://www.nl.go.kr/kolisnet)
에서 이용하실 수 있습니다. (CIP 제어번호:2017007610)

군 살 까 지 모 조 리 빼 주 는 스 파 르 타 트 레 이 닝

주원홈트 맥시멈

김주원 지음

MAXIMUM

CYPRESS
싸이프레스
Creative and pRul PRESS

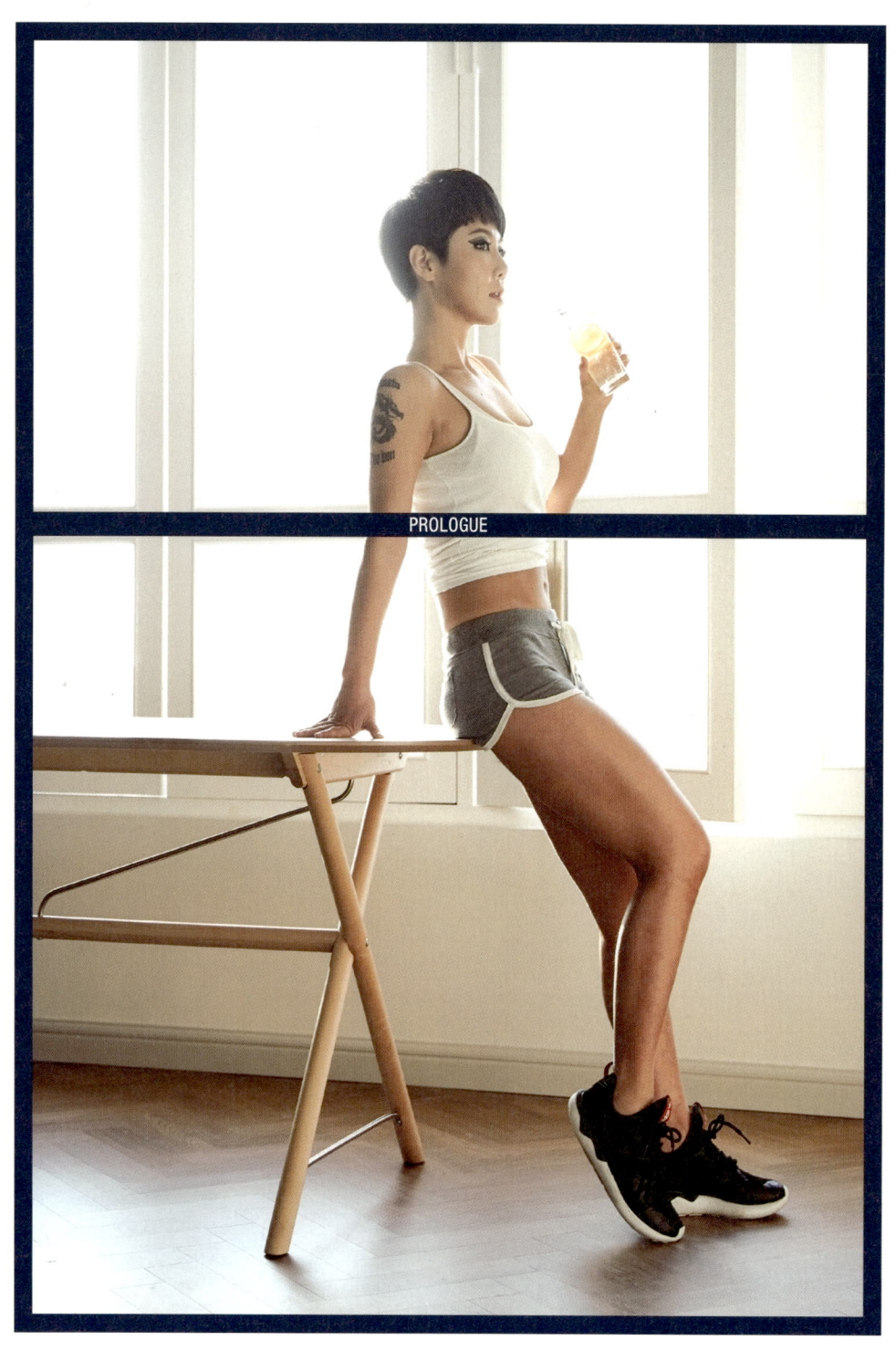

PROLOGUE

우리 병아리 언니들이 내게 빈번하게 건네는 질문이야.

"주원언니, 언니는 통통에서 슬림으로 가기 위해 어떤 운동을 했어요?"

고도비만 시절 난 엄청나게 많은 양의 운동을 해댔어. 몸무게가 많이 나가던 때에는 사실, 움직이는 만큼 결과가 쑥쑥 나타나거든. 10kg, 20kg 감량이 결코 어렵지 않던 때였어. 그 수치를 보고 의욕에 불타서 더 열심히 하기도 했었고. 여리여리하고 아름다운 몸? 금방 내 것이 될 줄 알았지. 어쨌든 힘든 시기를 겪고 통통한 몸, 뭐 그냥 저냥 평범한 사람의 몸을 가지게 되었어.
그런데 욕심이란 게 끝이 없잖아. 늘 더 예쁜 몸을 원해. 나 역시 통통한 내 몸을 더 예쁘게 가꾸고 싶었어. 그런데 이번에는 다른 거야. 아무리 운동을 하고 음식을 조절해도 몸무게는 초심을 잃지 않았지.

이게 바로 그 죽음의 다.이.어.트. 정.체.기!!!!

도대체 왜 이놈의 정체기가 온 걸까? 난 언제나처럼 열심히 운동을 했는데 말이야. 이유는 간단해. '익숙함' 때문이야. 다이어트 초반에는 어떤 운동에도 적응이 되어 있지 않아서 약간만 움직여도 땀이 나고 힘들었거든. 그런데 시간이 지날수록 점차 몸이 운동에 익숙해져 버린 거야. 전과 같은 동작을 했는데 덜힘들어. 그렇기 때문에 2달 이상, 같은 강도로 비슷한 운동을 하고 있다면 이제는 바꿔줘야 할 때야!

새로운 자극을 줘서 이번에야 말로 몸 한번 제대로 빚어보자!

「주원홈트 맥시멈」은 내가 다이어트 정체 때 했던 운동 강도를 기준으로 플랜을 구성했기 때문에 각오 단단히 해야 할 거야. 지금까지의 운동법과는 차원이 달라. 힘들다고 중간에 포기할 생각이라면 지금 책을 덮어도 좋아. 그게 아니라면 이제는 운동으로 드라마틱한 변화를 봐야지! 땀 흘리고 고생하며 운동이 주는 기쁨과 용기를 느껴봐. 식단만으로 뺀 몸과는 차원이 다른 탄탄하고! 건강하고! 아름다운 몸매를 가지게 될 거야.

꿈은 도망가지 않아!
언제나 도망가는 건 내 자신이지!
이번엔 포기하고 주저 앉지 말고 끝까지 함께 가보자!
4주 후 확 달라진 내 몸을 보고 놀랄 준비나 하라고!
오예~!!

p.s「주원홈트」가 세상에 나올 수 있게 해준 내 파트너 혜민이, 편집자이자 친구인 민정이 너무 고마워. 우리 가족… 아빠, 엄마 곧 결혼할 내 동생 모두 사랑하고, 하나님 항상 감사합니다.

언니는 운동 때 가장 빛나!
주원언니 ♡

CONTENTS

1week
📢 체지방은 다운! 체력은 업!

2week
📢 내 몸 구석구석에 붙어있는 셀룰라이트를 활활 태워버리자!

3week
📢 조각처럼 아름답게 몸을 빚어보자!

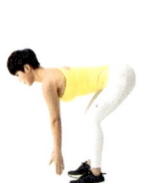
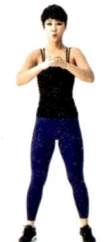
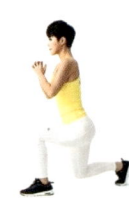

4week

📢 비키니를 위한 11자 복근 & 애플힙에 집중하자!

PENALTY PROGRAM 벌칙 프로그램

JOOWON STRETCHING 주원홈트 스트레칭

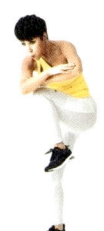 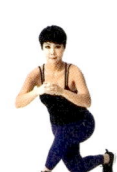 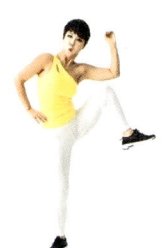 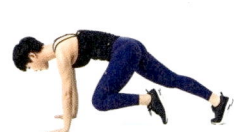 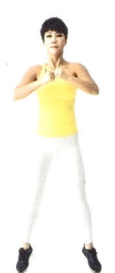

「주원홈트 맥시멈」100% 활용법

WHO?

스스로 통통하다 생각하는 모든 병아리 언니들! 특히 다이어트 정체기에 직면해 몸도, 마음도 지쳐버린 언니들이라면 무조건 강력 추천!

WHEN?

퇴근 후 저녁 시간을 추천!

WHERE?

집에서!

WHAT?

하드코어 유산소성 근력 운동, '7.7.7 트레이닝'을!

HOW?

총 4주간, 7가지 동작을 각 7회, 총 7세트를 실시!

※ 월~토요일은 열심히 운동하고, 일요일은 재충전의 시간!

WHY?

뚱뚱에서 통통으로 가기는 비교적 쉬운 편이지만 통통에서 날씬한 몸으로 전환하기 위해서는 정말 피나는 노력이 필요해. 그리고 이미 웬만한 운동에 길들여진 운동 병아리들에게는 새롭게 업그레이드 된 고강도 트레이닝 운동법이 필요하지! 언니들이 늘 원하던 거! "제발 단기간에 효과 볼 수 있는 그런 운동 없나요?"에 대한 운동 처방전! 대신 4주간은 정말 마음 단단히 먹고 음식 조절도 병행해야 제대로 효과를 볼 수 있다! 먹을 거 다 먹고 예쁜 몸도 갖겠다는 말도 안 되는 욕심은 접어두고, 우리 진짜 한 번만 집중해서 몸 만들어보자!

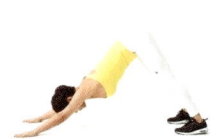 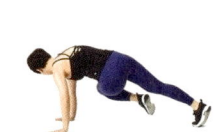 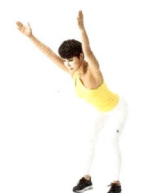 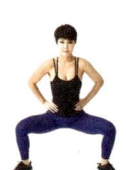 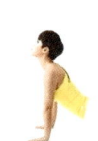

'7.7.7. 트레이닝' 미리보기

총 4주간 집중해서 몸을 만들 수 있는 프로그램이야. 따로 유산소 운동을 챙길 필요가 없을 만
큼 고강도 유산소성 전신 근력운동으로 치밀하게 구성되어 있어. 한 주가 시작될 때마다 우리
에겐 한 가지의 지령이 떨어지지. 오로지 그 지령을 위해 온 힘을 다하면 돼.

1week 〉 체지방은 다운! 체력은 업!
2week 〉 내 몸 구석구석에 붙어있는 셀룰라이트를 활활 태워버리자!
3week 〉 조각처럼 아름답게 몸을 빚어보자!
4week 〉 비키니를 위한 11자 복근 & 애플힙에 집중하자!

일주일 내내 같은 동작만 하면 지루해. '월/수/금 & 화/목/토 프로그램!'
월요일, 수요일, 금요일의 운동과 화요일, 목요일, 토요일의 운동을 따로 구성해놨어. 한 주 동안
2가지 프로그램을 번갈아 돌리는 거야. 매일 7가지 동작을 각 1세트씩 순서대로 실행해! 그렇게
한 바퀴 1세트씩 전부 완료하고 나서 다시 처음 동작으로 돌아가 2번째 세트를 실행하면 돼.

여기까지만 하면 뭔가 서운하잖아! 그래서 준비했어. '벌칙 프로그램'!
만약 하루라도 운동을 걸렀다면 스스로에게 벌을 주는 거야. 운동으로 말이지. 다음 날 그날의
운동을 실행한 뒤 벌칙 프로그램을 한 번 더 실행하면 돼. 힘들지만 정말 각오하고 시작한 일이
니까 스스로의 결정에 책임을 지도록 하자고! 할 수 있지?

빠지면 정말 섭섭하다! 마무리는 늘 주원언니표 '주원홈트 스트레칭'!
모든 운동의 끝에는 가쁜 숨을 고르기 위한 처방이 필요해. 바로 스트레칭이지! 천천히 느긋하
게, 대신 정확하게 동작을 진행하도록 해. 온몸의 근육을 이완시키고 안정시키는 마무리 단계
니까 가급적 빼놓지 않고 하도록 하자.

※ 매일의 프로그램을 7세트 채우기가 체력적으로 힘든 병아리 언니들은 자신의 체력에 맞는 세트 수를 찾아 실행하도록!
　무리해서 운동하다 보면 다치기 쉬우니까 몸 챙겨가며 꾸준히 따라와줘.

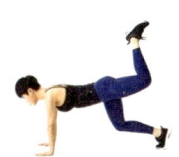 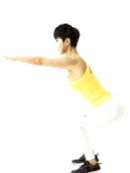 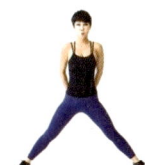 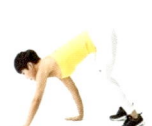 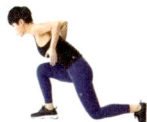

「주원홈트 맥시멈」 보는 방법

「주원홈트 맥시멈」은 4주 완성 다이어트 프로그램 북으로 총 8가지 요일 프로그램과 벌칙 프로그램, 스트레칭 프로그램으로 구성되어 있습니다. 해당 요일에 맞는 프로그램으로 멋지고 탄탄한 몸을 완성해보세요.

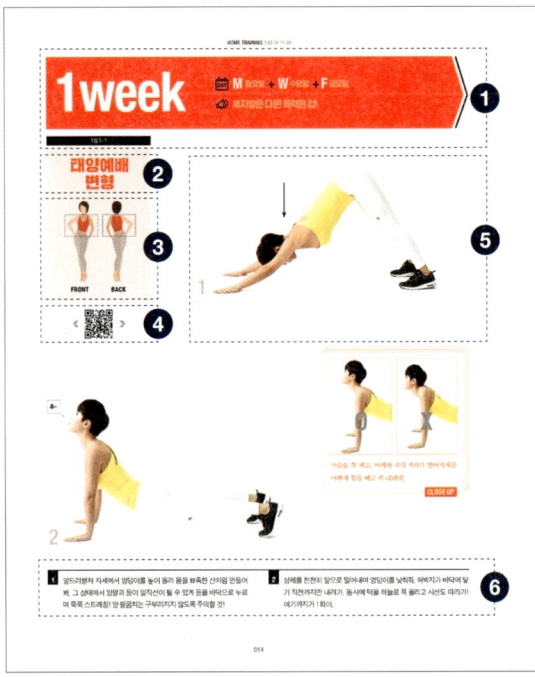

1 프로그램 소개 해당 프로그램의 주차와 요일(월/수/금 또는 화/목/토), 지령을 소개합니다.

2 동작 이름 해당 페이지의 동작 이름을 말합니다.

3 자극 부위 해당 동작을 통해 자극이 오는 부위(꾸준히 하면 살이 빠지는 부위)가 어딘지를 설명합니다. 확실한 운동 효과를 위해서는 표시된 부위에 자극이 오는지를 체크하며 동작을 진행하세요.

4 QR 코드 사진과 설명 글만으로 동작을 따라 하기 어려운 분들은 영상을 통해 정확한 동작을 따라 익히시길 바랍니다.

5 동작 사진 해당 동작의 운동 순서 별로 사진이 나열되어 있습니다. 번호 순대로 보면서 동작을 따라 해보세요.

6 동작 설명 사진에 해당되는 동작 설명을 자세히 적은 것입니다. 동작을 따라 해보기 전에 미리 읽으면 보다 효율적인 운동 효과를 볼 수 있습니다.

동작사진 TIP!

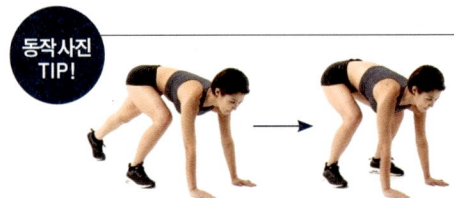

「주원홈트 맥시멈」의 유산소성 근력 운동이 대부분이라 움직임을 극대화하기 위해 점프하는 동작이 많아. 집에서 하는 운동(홈트!)인 만큼 층간 소음이 걱정되는 병아리들은 사진과 같이 한 발씩 걷는 동작으로 대체하면 돼!

'파워 병아리 운동 일지' 작성법 (p.110 참고)

「주원홈트 맥시멈」의 프로그램의 다른 이름은 '주원홈트 7.7.7입니다. 매 프로그램마다 7가지 동작을 소개하고 있습니다. 이 7가지 동작을 각 7회씩, 총 7세트를 해야 그날의 미션이 완료되는 것이지요. 명심해야 할 것은 한 가지 동작을 한 번에 7세트 진행하는 것이 아니라, 첫 번째 동작부터 일곱 번째 동작까지 각 1세트씩 순서대로 진행한 뒤에 다시 첫 번째 동작으로 돌아가 다음 세트를 진행해야 한다는 것입니다. 해당 자극 부위에 자극이 오는지 느끼면서 올바른 동작을 익히고 진행하는 것이 중요합니다. 또 각 세트를 마칠 때마다 시간을 적어 매 세트마다 걸리는 시간을 체크해보세요. 운동이 익숙해질수록 시간이 점차 단축되어 가는 것을 확인하시길 바랍니다. 책의 맨 뒤에 삽입되어 있는 '파워 병아리 일지'를 프린트 해서 운동 시 체크해보세요. 매일 스스로를 채찍질할 수 있는 유용한 도구로 사용하시길 바랍니다.

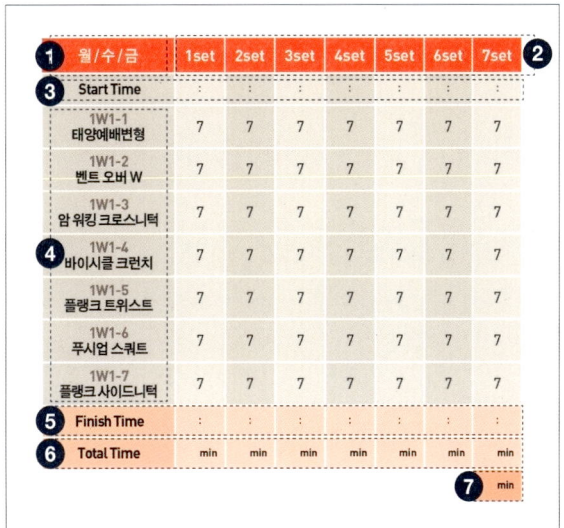

① 월 / 수 / 금	1set	2set	3set	4set	5set	6set	7set ②
③ Start Time	:	:	:	:	:	:	:
1W1-1 태양예배변형	7	7	7	7	7	7	7
1W1-2 벤트 오버 W	7	7	7	7	7	7	7
1W1-3 암 워킹 크로스니턱	7	7	7	7	7	7	7
④ 1W1-4 바이시클 크런치	7	7	7	7	7	7	7
1W1-5 플랭크 트위스트	7	7	7	7	7	7	7
1W1-6 푸시업 스쿼트	7	7	7	7	7	7	7
1W1-7 플랭크 사이드니턱	7	7	7	7	7	7	7
⑤ Finish Time	:	:	:	:	:	:	:
⑥ Total Time	min	min	min	min	min	min	min
						⑦	min

1 요일 체크 해당 프로그램의 요일을 말합니다.

2 세트 7가지 동작을 7회씩 완료할 때마다 해당 칸에 체크해주세요. 운동은 1번 동작부터 7번까지 순서대로 1세트씩 진행하시면 됩니다.

3 Start Time 운동(세트) 시작 시간을 적어주세요.

4 동작 이름 프로그램에 속한 각 동작들의 이름입니다.

5 Finish Time 운동을 마치는 시간(세트 완료 시간)을 적어주세요.

6 Total Time 7가지 동작을 총 1세트를 마치는 데 소요된 시간을 적어주세요.

7 총 운동 소요 시간 해당 프로그램을 7세트까지 모두 마치는 데 걸린 시간입니다. 하루에 투자한 운동 시간을 체크해볼 수 있어요.

다이어트 정체기에
몸도 마음도 황폐해진
파워 병아리들에게

SNS를 통해 많은 언니들과 소통하는 중에 정말 자주 등장하는 단어가 두 개 있어.
'죄책감'과 '후회'!

다이어트 기간 동안 잘 참아 오다가 '그래, 딱 한입만~'하고 베는 순간 터져버린 식욕에 한 조각만 먹으려던 것을 나도 모르게 뚝딱 해버린 피자 한 판 같은 거! '내가 그걸 왜 먹었지? 나 이것밖에 안 되나? 나는 망했어!'하는 '죄책감'…
열심히 운동해서 다이어트에 성공해 예쁜 옷도 입고 매일매일 자신감 충만했었는데 갑자기 고삐 풀린 망아지마냥 식욕이 폭발해 운동도 안 하고 늘어져 있다가 결국 요요현상으로 전보다 더 살을 찌워버린 자신에 대한 '후회' 같은 거…

"과거에 집착하지 말고 현재를 살자."

지나간 일은 지나간 일이야. 지금 우리가 해야 할 일은 '왜 먹었지?', '왜 못 참았을까?'하고 자책할 것이 아니라 앞으로 어떻게 해야 할지를 계획하고 움직이는 거야. 시간은 우릴 기다려주지 않아. 날씬했던 예전 사진만 붙들고 그리워할 시간이 없어. 먹고 움직이지 않은 건 누가 시킨 것도 아닌 나 자신이 선택한 일인데 왜 죄 없는 몸에게 몹쓸 말이나 하며 스스로 작아지는 거야? 날씬한 몸매로 얻어지는 행복보다 맛있는 음식을 먹는 행복을 선택해왔던 것뿐이야. 어쨌든 그땐 행복했잖아. 그럼 더 이상 연연하지 말고 나아가면 돼. 더딜 수는 있지만 안 되는 건 이 세상에 없어!
그래서 운동 회개 프로그램을 만들어봤어.
이른바 '하드코어 전신 유산소성 근력운동'으로 구성된 초강력 울트라 플랜이야.
병아리들아! 준비됐지?

볼 터치한 것처럼 벌게진 얼굴, 헉헉대는 거친 숨소리,
바닥까지 뚝뚝 떨어지도록 땀 흘리는 내 모습에 스스로 멋있어서 반하게 될 거야.
그렇게 꾹 참고 한 달이면 완전히 달라진 내가 되어있을 거야.

자, 이제 움직이자! 지금부터 나만 따라와.
내가 세상에서 가장 멋지고 아름다운 나 자신을 발견할 수 있도록 도와줄게!

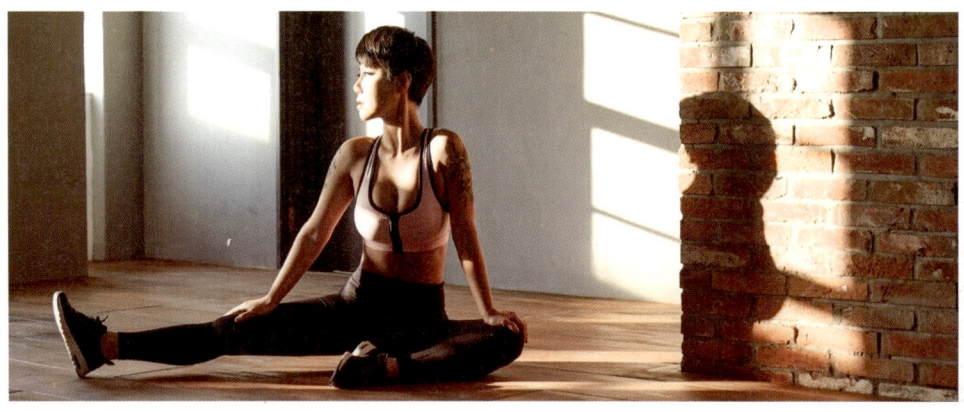

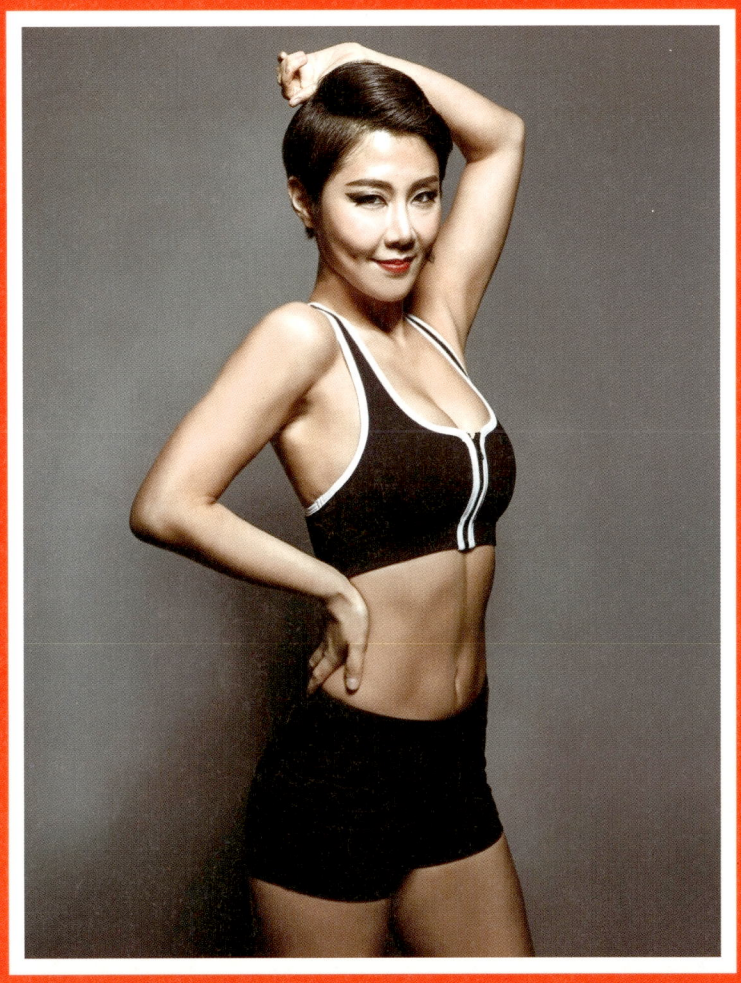

주원홈트 맥시멈

7.7.7. TRAINING

1 호흡이 체크되어 있지 않은 동작은 동작 중에 자연스럽게 호흡을 내뱉으면 돼!
2 점프하는 동작에서 층간 소음이 걱정되는 병아리들은 한 발씩 걸어서 다음 동작으로 이어가면 돼!
3 1~7번 동작을 순서대로 각 1세트씩 실행한 뒤에 다시 1번 동작부터 다음 세트를 이어가면 돼!
4 주 6일은 열심히 운동하고, 일요일 하루는 푹 쉬면서 충전하는 시간을 가져봐!

1week

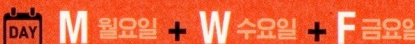

DAY **M** 월요일 **+** **W** 수요일 **+** **F** 금요일

체지방은 다운! 체력은 업!

1W1-1

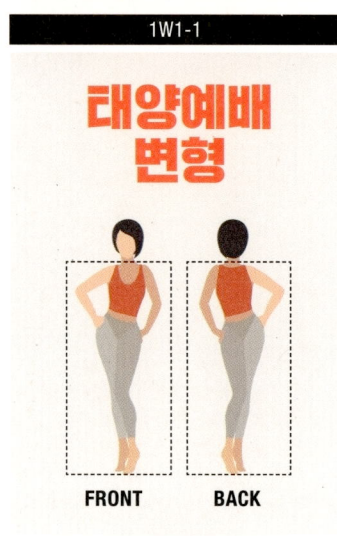

태양예배
변형

FRONT   BACK

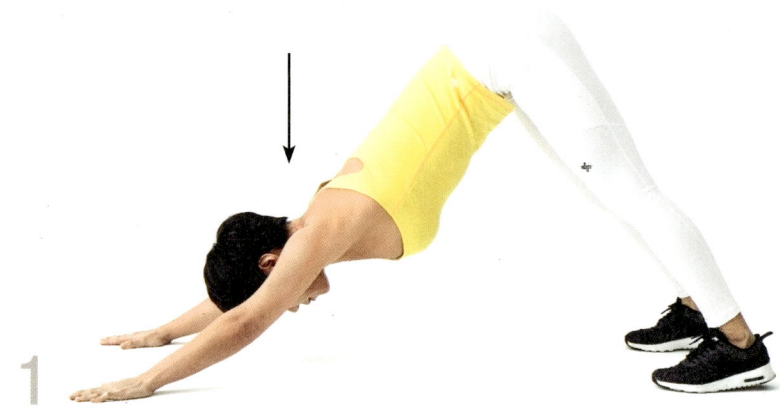

1

후~

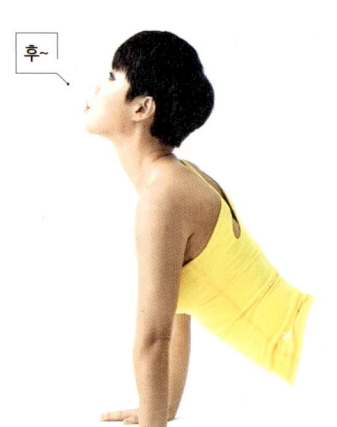

2

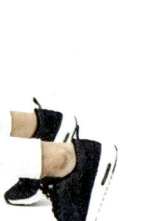

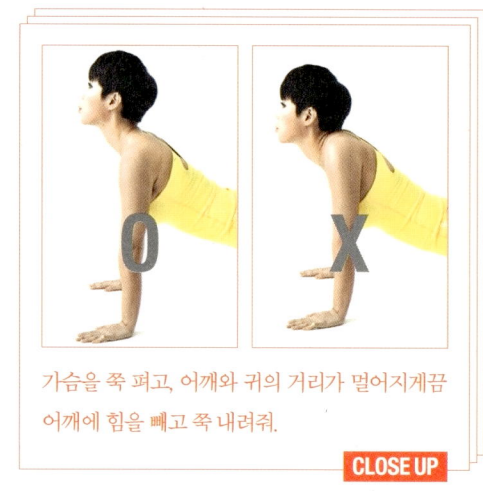

O   X

가슴을 쭉 펴고, 어깨와 귀의 거리가 멀어지게끔
어깨에 힘을 빼고 쭉 내려줘.

CLOSE UP

1 엎드려뻗쳐 자세에서 엉덩이를 높이 올려 몸을 뾰족한 산처럼 만들어
봐. 그 상태에서 양팔과 등이 일직선이 될 수 있게 등을 바닥으로 누르
며 쭉쭉 스트레칭! 양 팔꿈치는 구부려지지 않도록 주의할 것!

2 상체를 천천히 앞으로 밀어내며 엉덩이를 낮춰줘. 허벅지가 바닥에 닿
기 직전까지만 내려가. 동시에 턱을 하늘로 쭉 올리고 시선도 따라가!
여기까지가 1회야.

1W1-2

벤트 오버 W

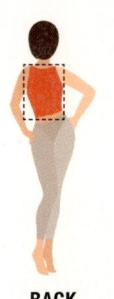

BACK

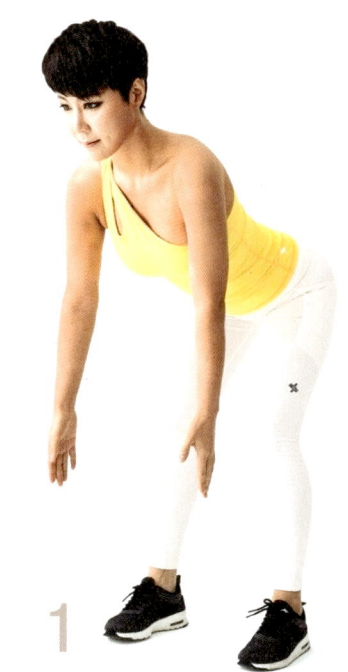

1

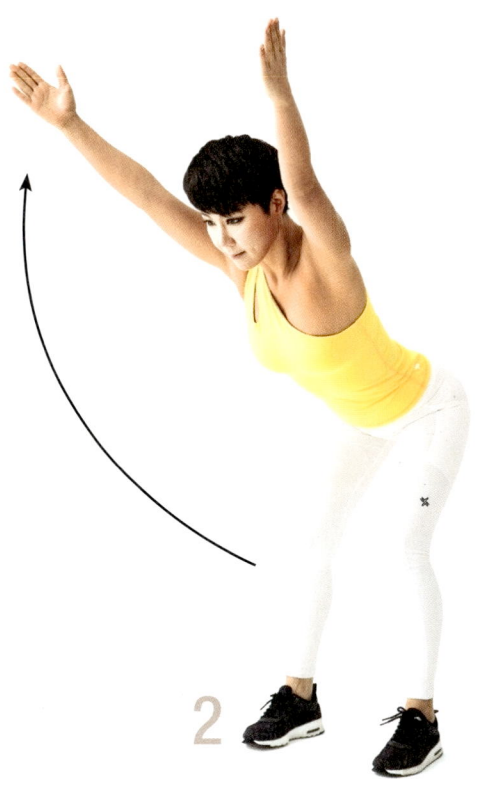

2

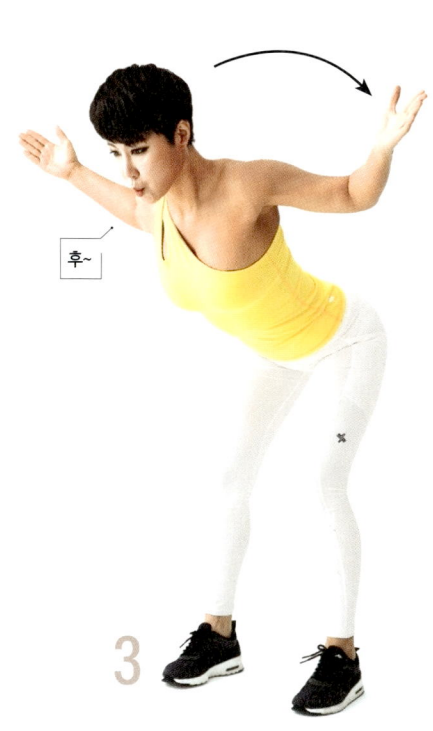

후~

3

1 다리를 어깨 너비로 벌리고 서서 허리를 편 채로 상체를 45도 앞으로 기울여. 무릎은 자연스럽게 구부리고.

2 그대로 양팔을 위로 뻗어. 양팔이 내 귀 뒤쪽에 위치한다는 느낌으로 뻗어줘야 해!

3 양 팔꿈치를 뒤로 쭉 끌어 당겨. 양손이 일직선으로 당겨지면서 뒤에서 봤을 때 W 모양이 되면 OK! 손목이 꺾이지 않도록 주의할 것! **2~3**번 과정이 1회야.

1W1-3

암 워킹
크로스니럭

FRONT   BACK

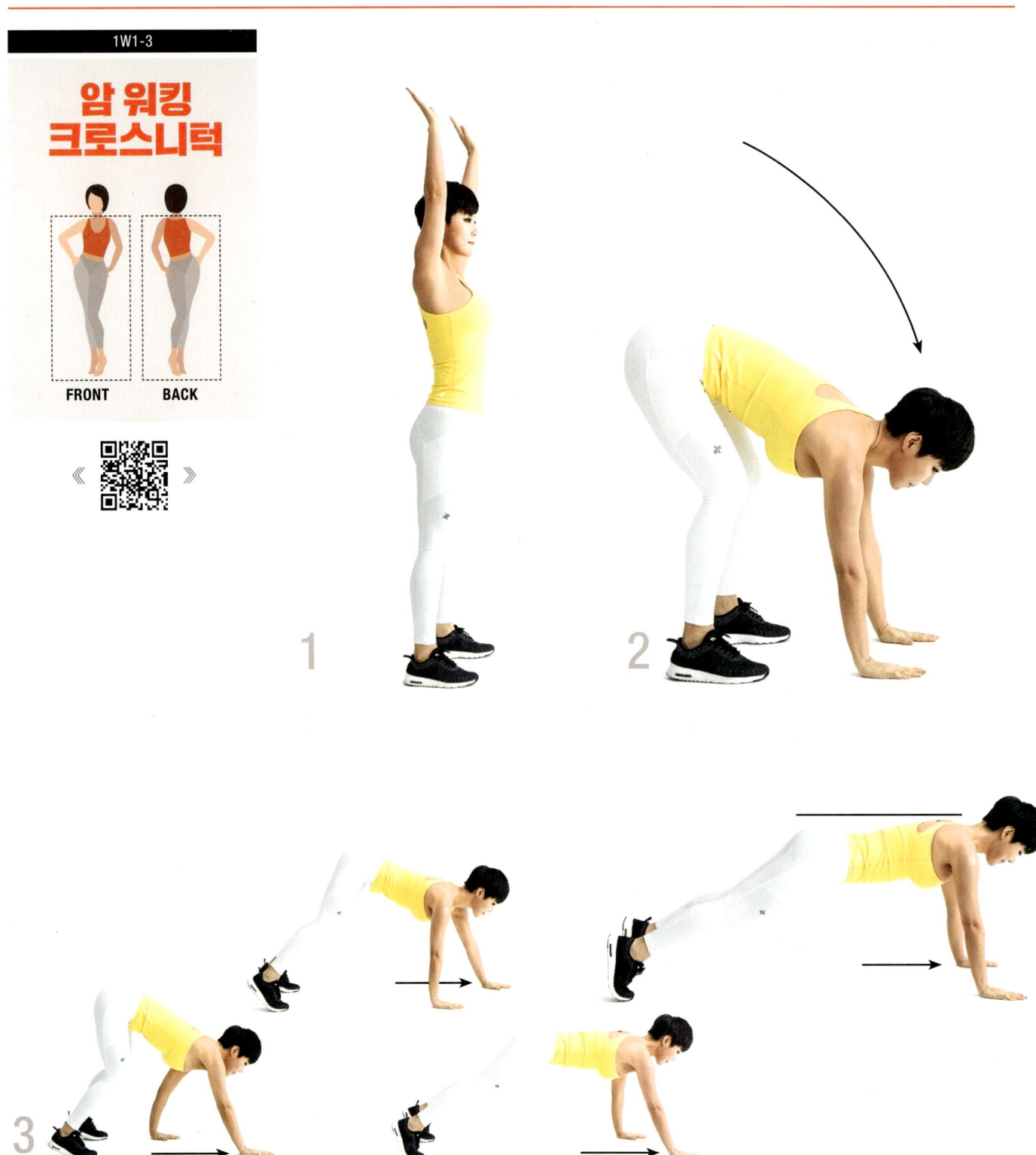

1

2

3

1 바로 서서 양발을 어깨 너비로 벌리고, 만세! 지금부터 복부에 힘 팍! 주고 동작을 진행할 거야.

2 그대로 상체를 구부려 양 손바닥으로 바닥을 짚어. 이때 무릎은 살짝 구부려줘도 돼.

3 이제 천천히 손으로 걸어가는 거야. 등과 엉덩이가 평평해지고, 양팔이 어깨와 수직으로 떨어질 때까지!

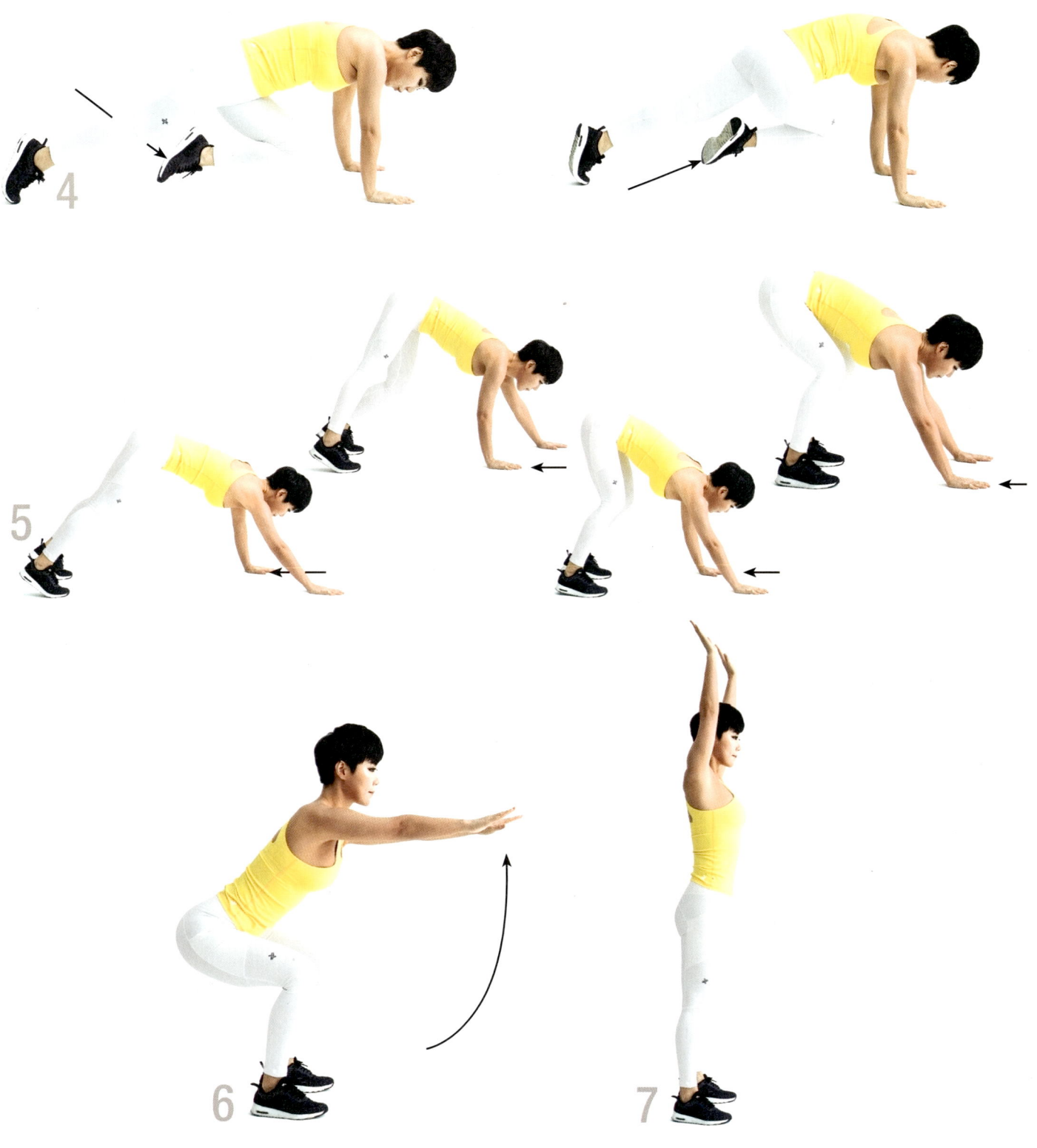

4 오른쪽 무릎을 왼쪽 팔꿈치 방향으로 훅 끌어 당겨. 복부에 힘 주는 것 잊지 말고! 반대쪽도 실시!

5 다시 손으로 걸어 2번 자세로 돌아와.

6 그 상태에서 복부에 힘을 주면서 천천히 상체를 일으켜! 허리 편 상태를 유지하는 것도 잊지 말고!

7 만세하면서 완전히 일어서! 여기까지가 1회야.

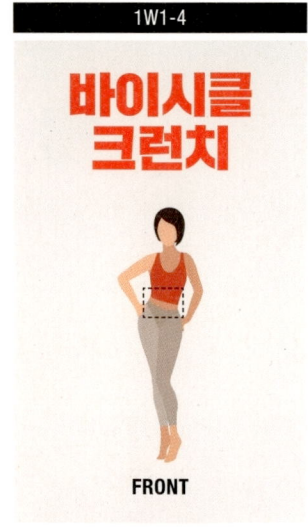

1W1-4

**바이시클
크런치**

FRONT

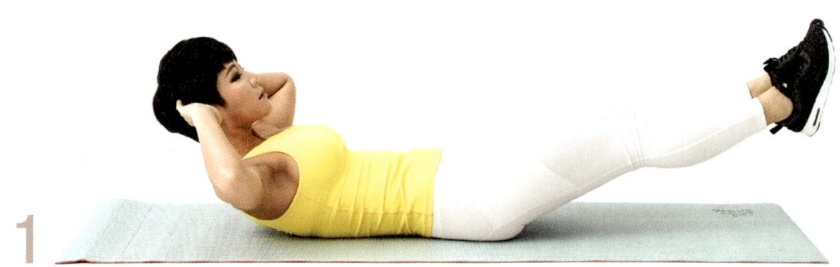

1

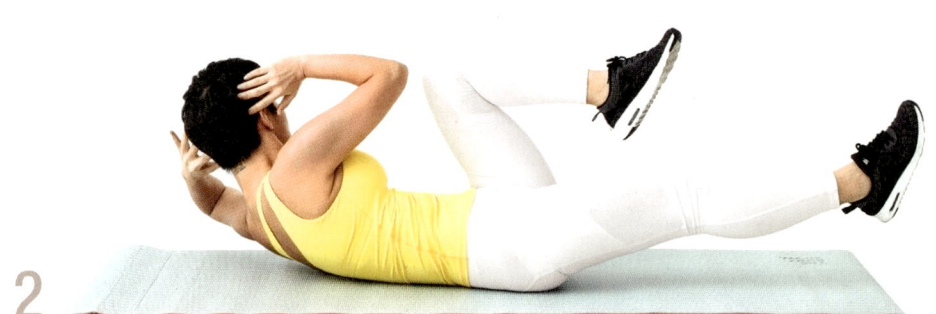

2

후~

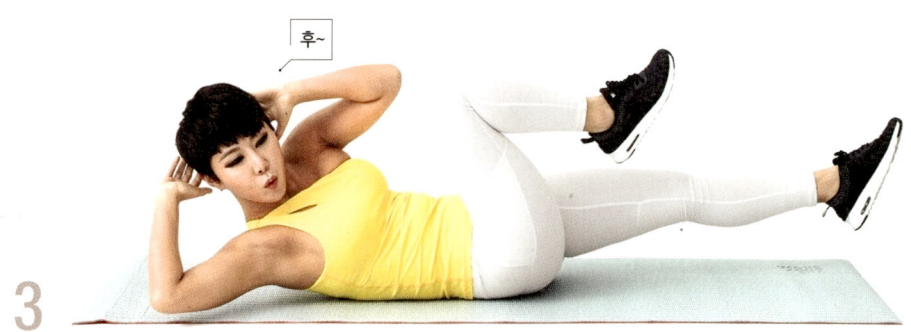

3

1 바닥에 등을 대고 누운 뒤 양손은 귀 옆에 두고, 양발은 붙여서 들어 올려.

2 오른쪽 팔꿈치와 왼쪽 무릎이 서로 닿을 수 있게 몸을 비틀어.

3 반대쪽도 실시! **2~3**번 과정이 1회야.

1W1-5

플랭크
트위스트

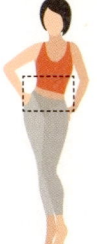 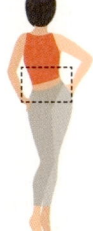

FRONT　　**BACK**

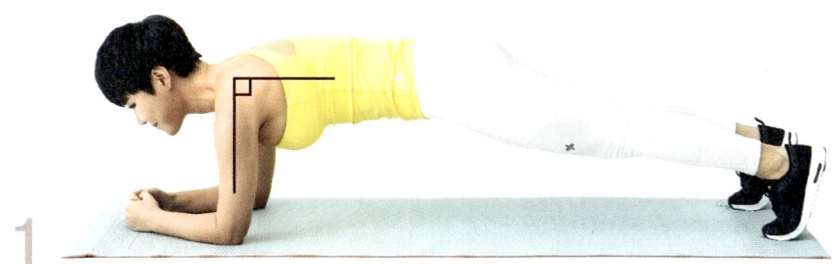

1

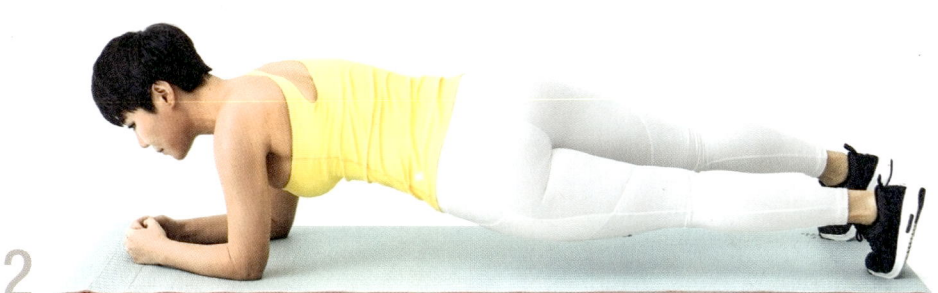

2

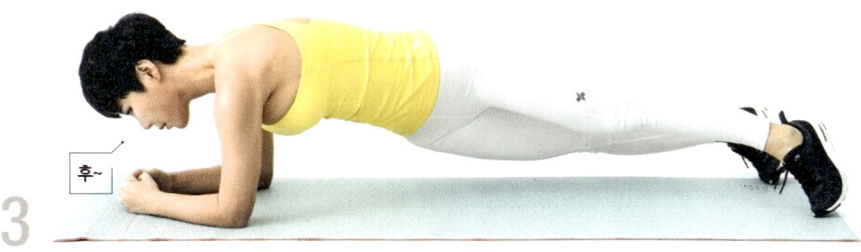

후~

3

1 엎드려뻗쳐 자세에서 양발은 골반 너비로 벌리고, 양 팔꿈치로 몸을 세워 플랭크 자세를 만들어. 이때 양 팔꿈치는 어깨에서 수직으로 떨어지게 두고, 어깨와 귀는 최대한 멀리! 지금부터 복부에 힘 팍! 주고 동작을 진행할 거야.

2 왼쪽 엉덩이가 바닥에 닿기 직전까지 몸을 틀어줘. 이때 양팔과 상체의 위치는 최대한 그대로 유지하고.

3 반대쪽도 실시! **2~3**번 과정이 1회야.

1W1-6

푸시업&
스쿼트

FRONT　　BACK

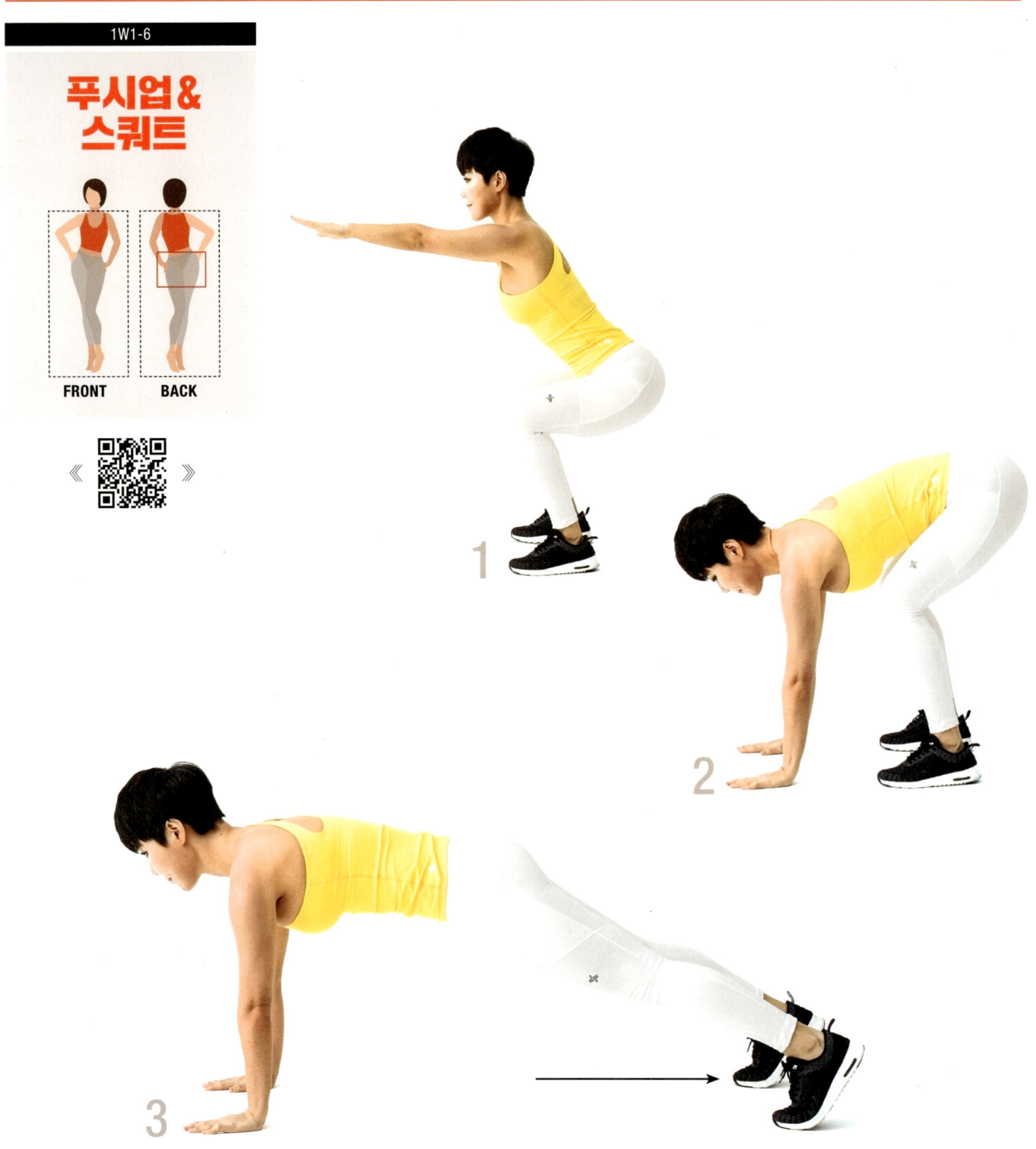

| 1 | 스쿼트 자세에서 양팔은 앞으로 나란히! | 2 | 그대로 상체를 숙이고 양 손바닥으로 바닥을 짚어. | 3 | 점프해서 양발을 뒤로 보내 엎드려뻗쳐 실시! |

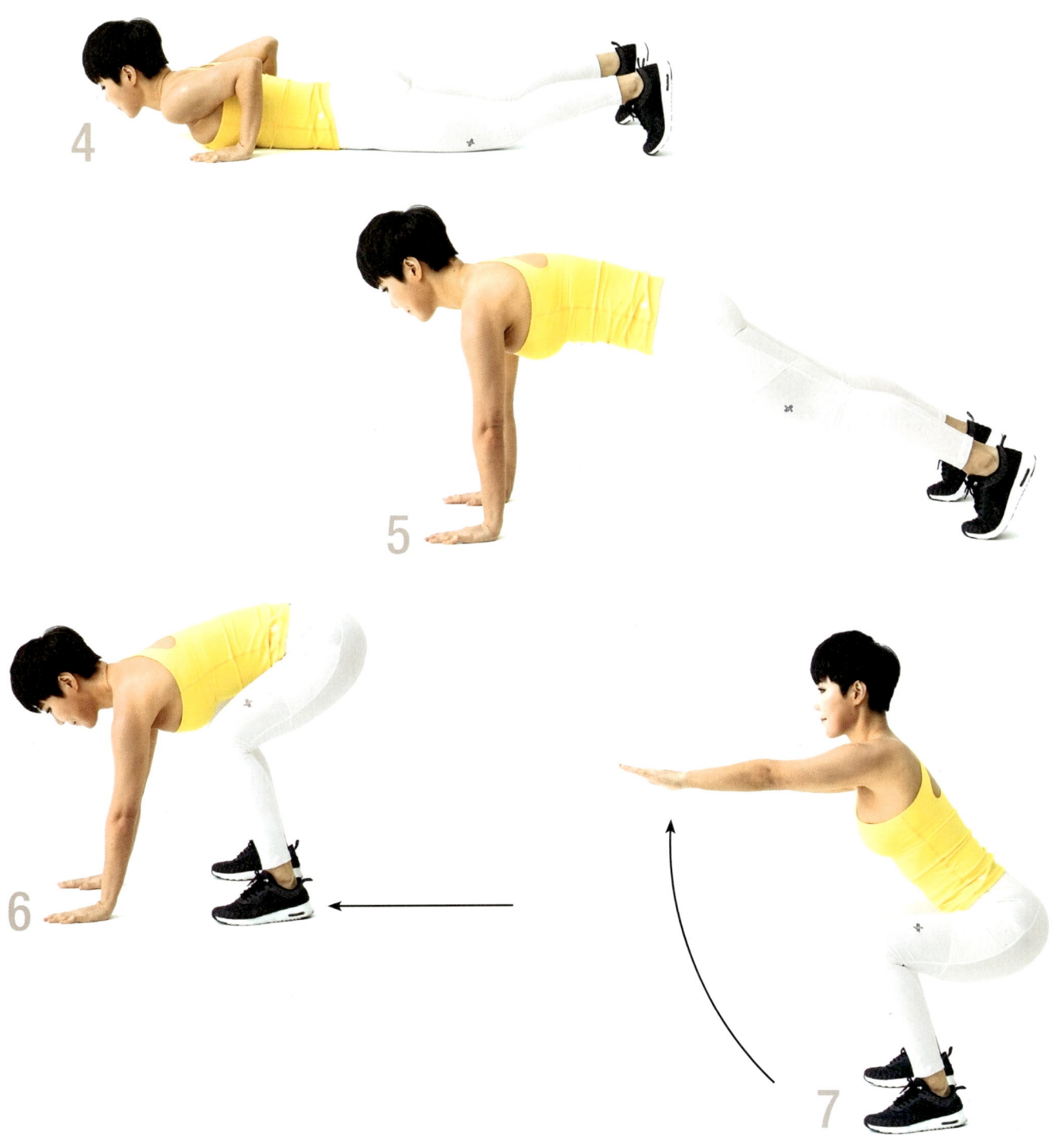

| **4** 상체와 하체를 바닥에 완전히 내려 줘. 힘없이 툭 내려놓지 말고 양팔 에 힘을 주면서 천천히! | **5** 양팔과 복부에 힘을 주면서 몸을 일으켜 다시 엎드려뻗 쳐 자세로 돌아가. | **6** 점프해서 양발을 앞으로 가져와. | **7** 복부와 허벅지의 힘으로 천 천히 상체를 일으켜. 여기 까지가 1회야. |

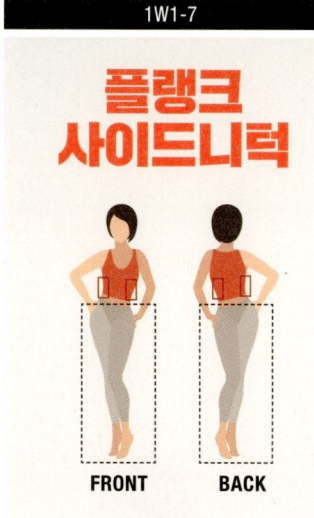

1W1-7

**플랭크
사이드니턱**

FRONT　BACK

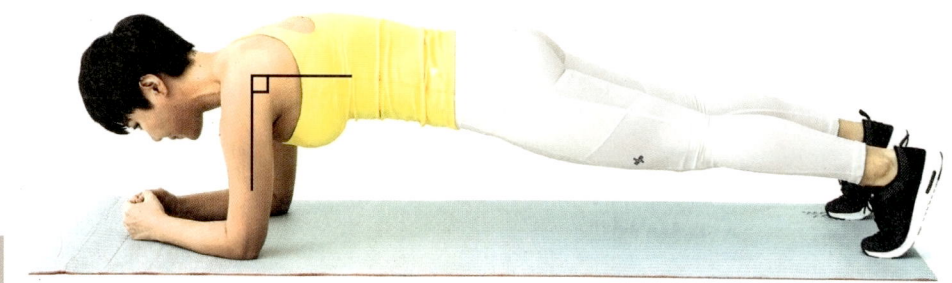

1

후~

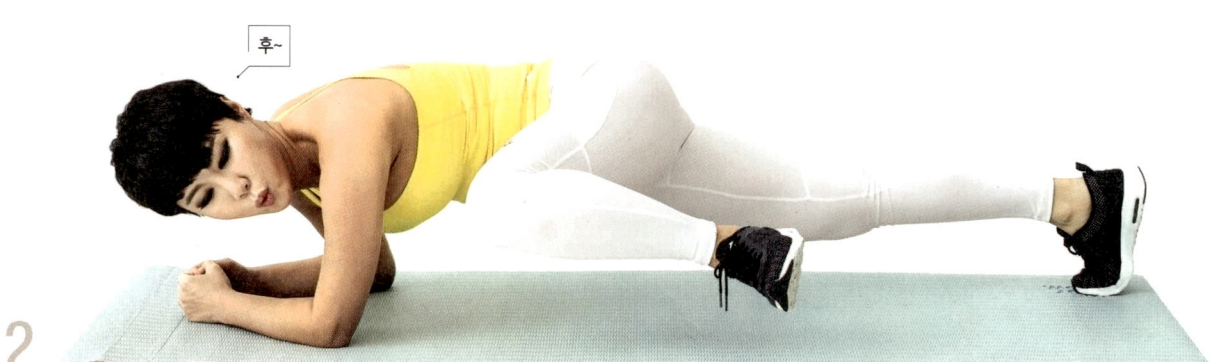

2

1 엎드려뻗쳐 자세에서 양발은 골반 너비로 벌리고, 양 팔꿈치로 몸을 세워 플랭크 자세를 만들어. 이때 양 팔꿈치는 어깨에서 수직으로 떨어지게 두고, 어깨와 귀는 최대한 멀리! 지금부터 복부에 힘 팍! 주고 동작을 진행할 거야.

2 왼쪽 무릎을 바깥쪽으로 쭉 끌어 당겨. 이때 엉덩이가 들리지 않도록 주의하고, 시선은 왼쪽 무릎을 바라봐.

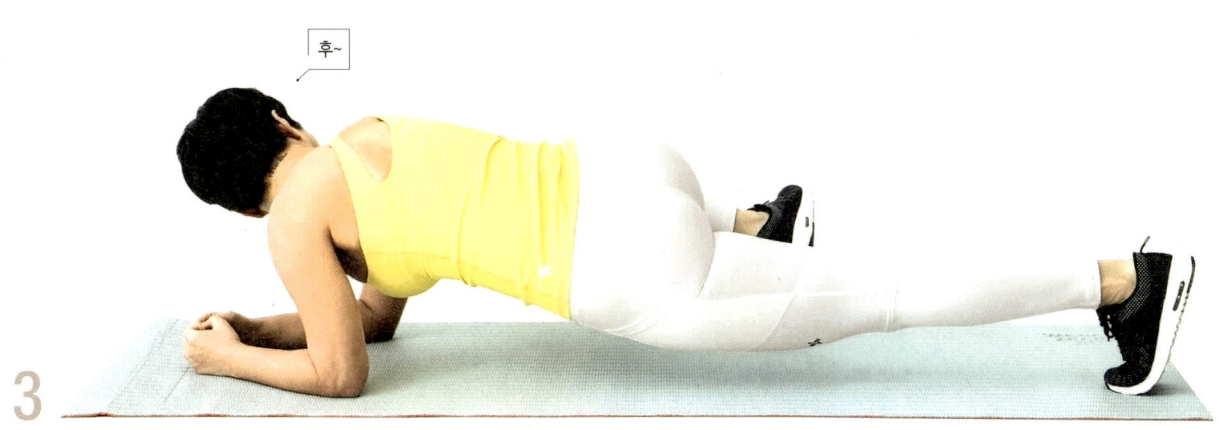

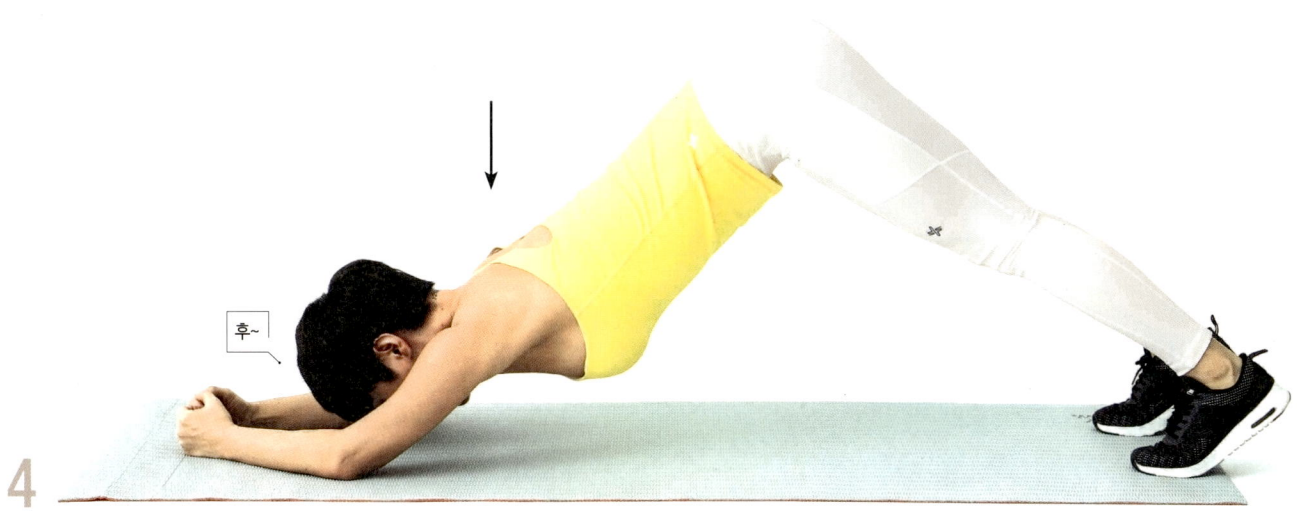

3 이번에는 오른쪽 무릎을 바깥쪽으로 쭉 끌어 당겨. 시선은 오른쪽 무릎을 향하고!

4 엎드려뻗쳐 자세로 돌아간 뒤 엉덩이를 높이 올리고, 등을 바닥으로 꾹꾹 눌러 스트레칭! 여기까지가 1회야.

1 week

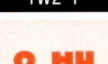 **DAY** T 화요일 + T 목요일 + S 토요일

체지방은 다운! 체력은 업!

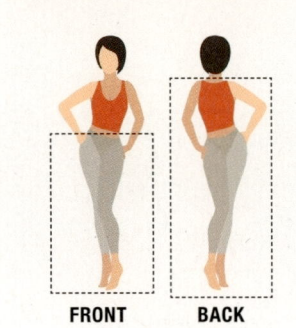

1W2-1

데드 & 백 런지

FRONT　　BACK

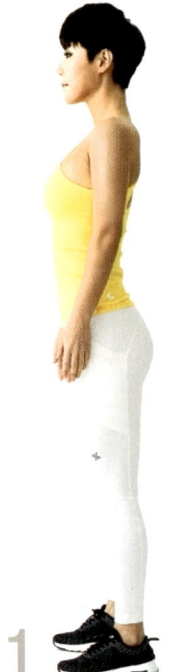
1

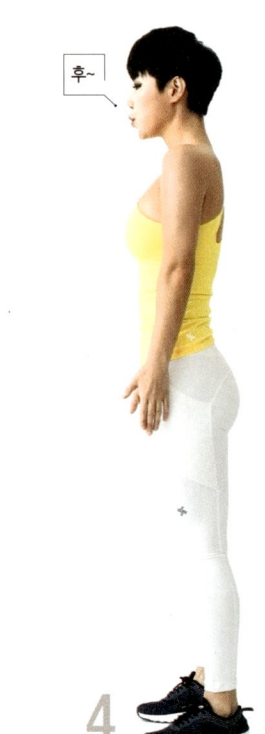
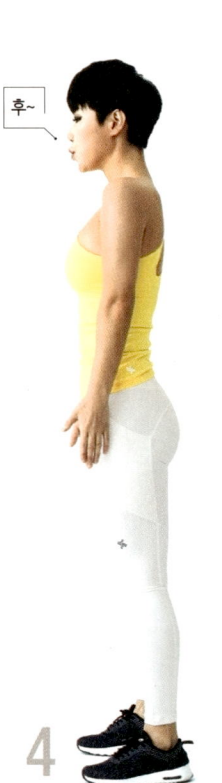
2

후~

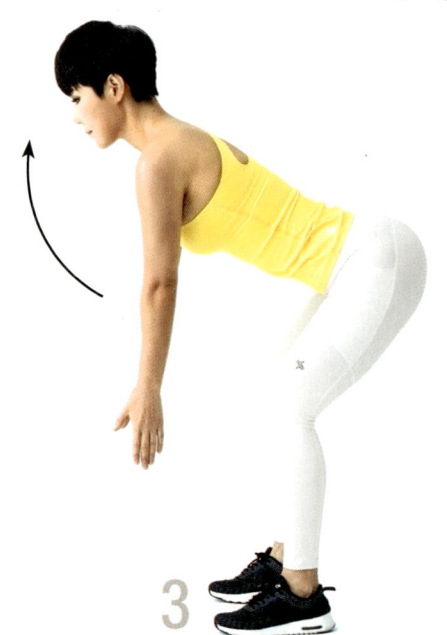
3

4

1 바로 서서 양발은 골반 너비로 벌리고, 양손은 편하게 내려놔.	**2** 허리를 편 채 상체를 숙이고, 양손은 어깨와 직각이 되게 내려놔. 무릎은 자연스럽게 구부리면 돼.	**3** 그대로 상체를 반만 일으켜.	**4** 상체를 완전히 일으켜 바로 서자.

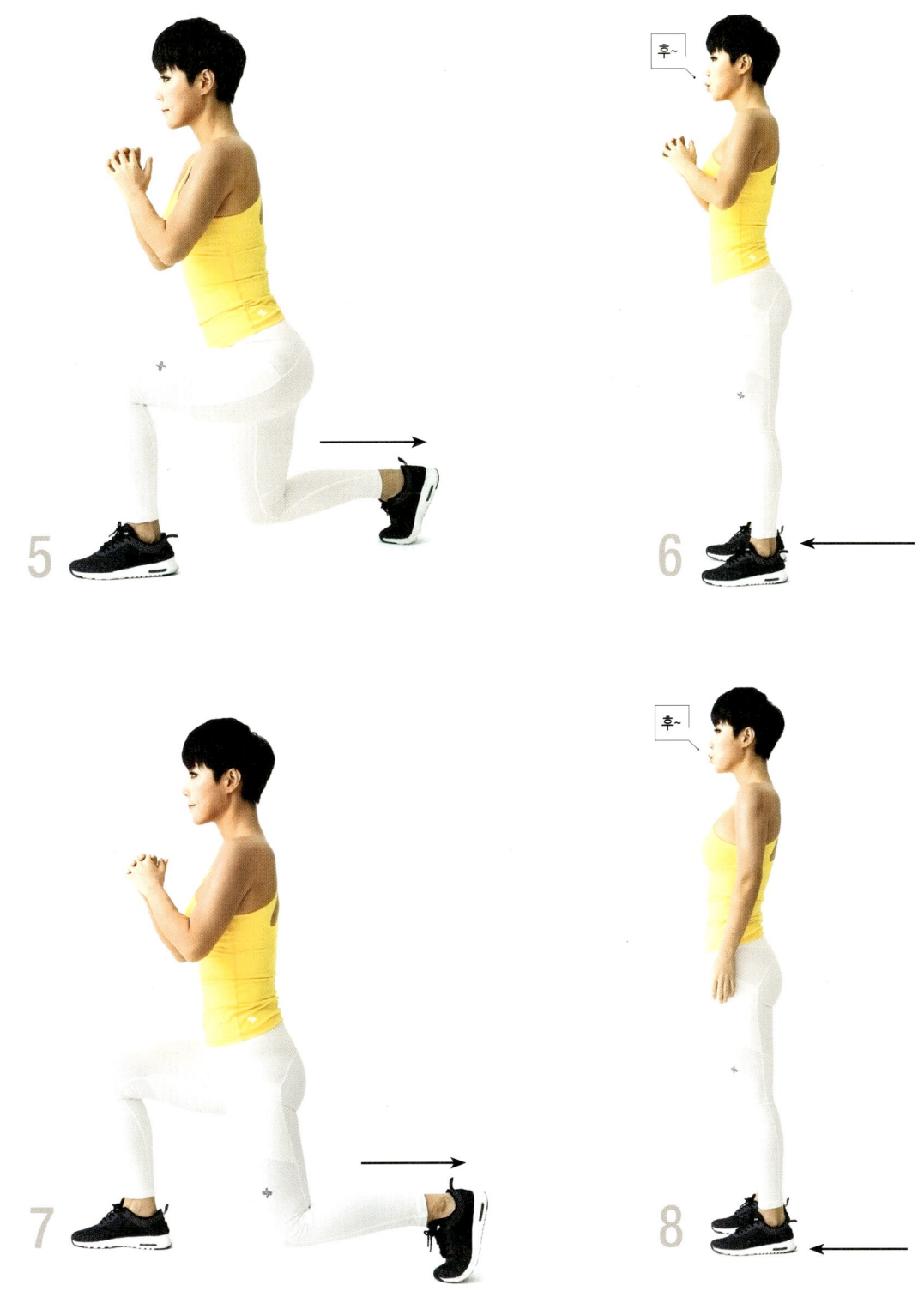

| 5 | 오른발을 뒤로 뻗어 앞다리는 ㄱ, 뒷다리는 ㄴ을 만들어. 런지 자세야. | 6 | 앞다리에 힘을 주면서 천천히 바로 서. | 7 | 이번에는 왼발을 뒤로 뻗어 앞다리는 ㄱ, 뒷다리는 ㄴ을 만들어. | 8 | 앞다리에 힘을 주면서 천천히 바로 서. 여기까지가 1회야. |

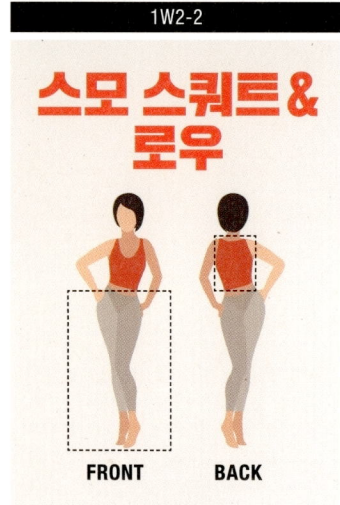

1W2-2

스모 스쿼트 &
로우

FRONT　　BACK

《 ▨ 》

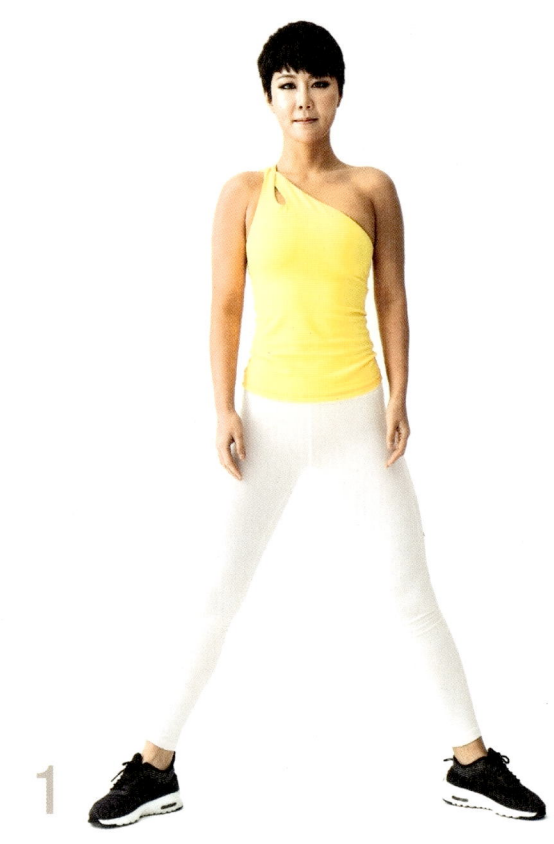

1

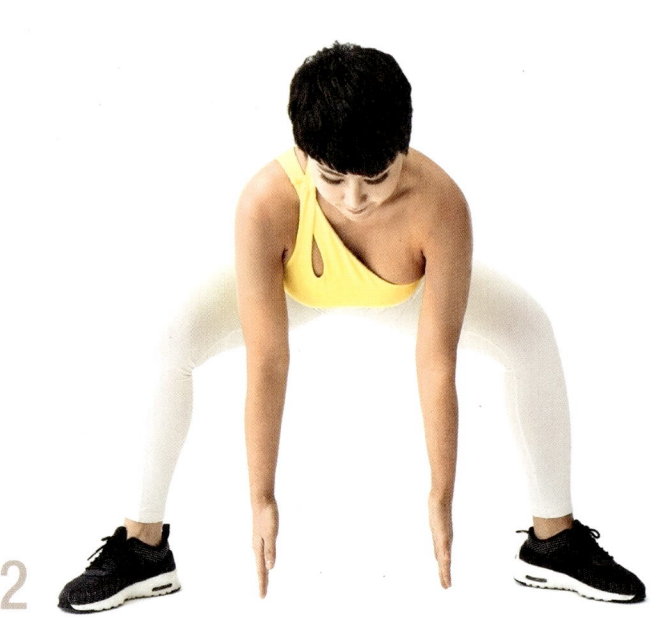

2

1 바로 서서 양발은 어깨 너비보다 넓게, 발끝은 바깥쪽으로 벌리고 양손은 편하게 내려둬.

2 허리를 편 채로 양 무릎을 바깥쪽으로 벌리면서 바닥과 무릎이 90도가 될 때까지 앉아. 동시에 상체를 앞으로 기울여 양 손끝으로 바닥을 터치!

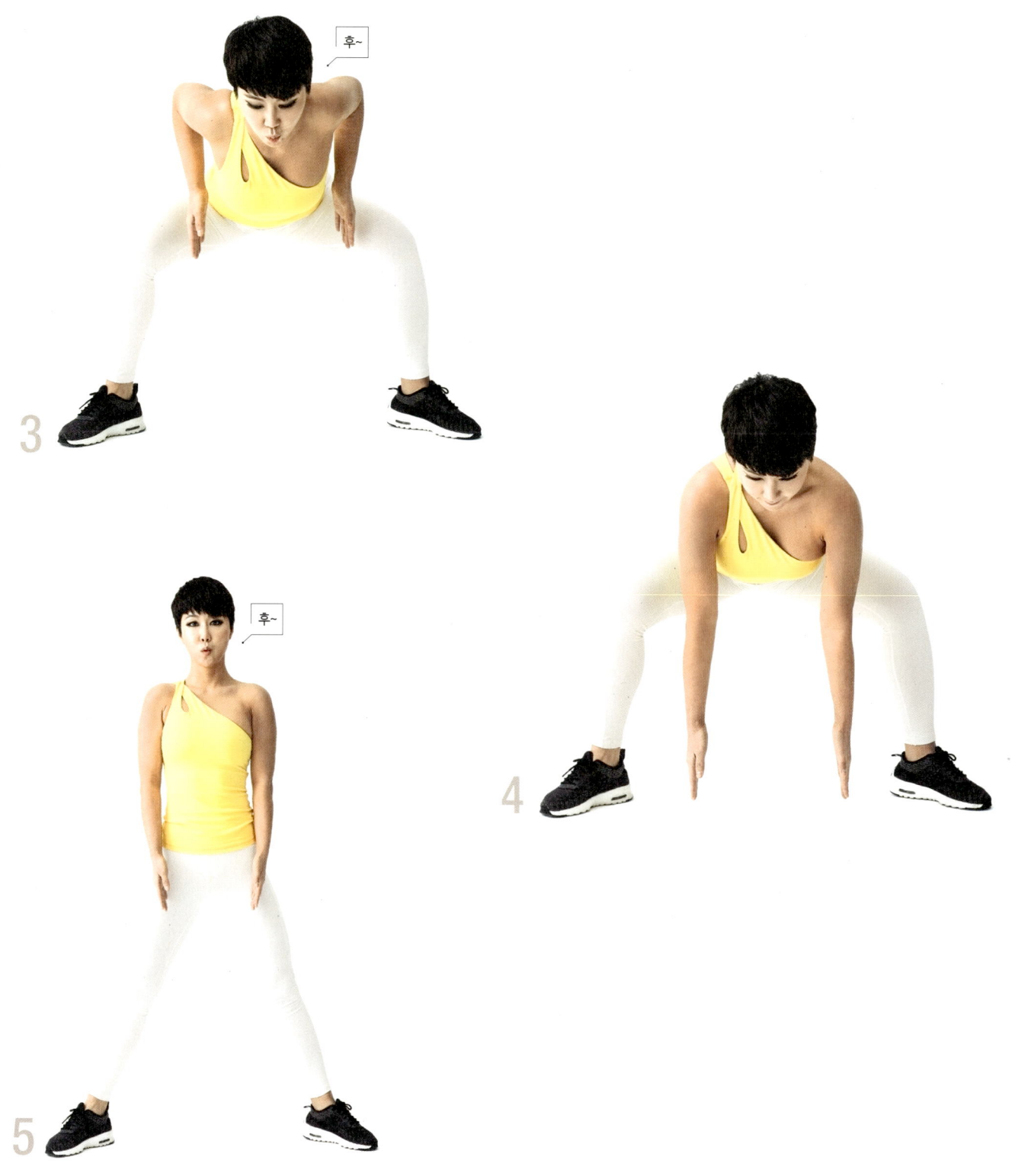

3 양 팔꿈치를 뒤로 쭉 끌어 당겨 등을 꽉 짜줘. **4** 양 손끝을 뻗어 다시 바닥 터치! **5** 그대로 복부에 힘을 주면서 일어나! 여기까 지가 1회야.

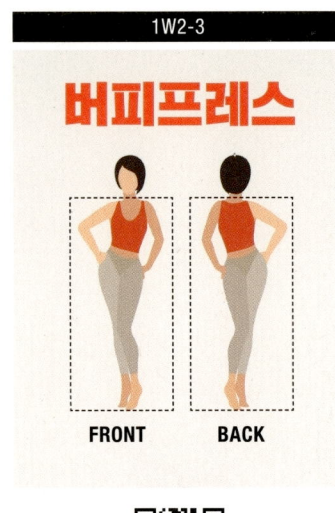

1W2-3

버피프레스

FRONT　　　BACK

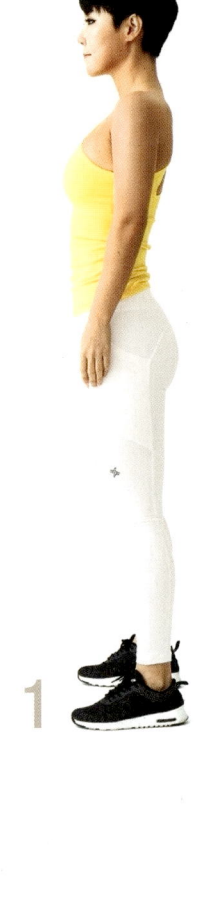

1

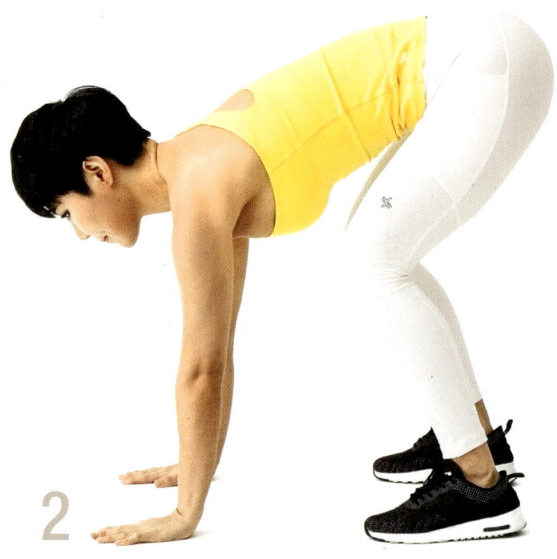

2

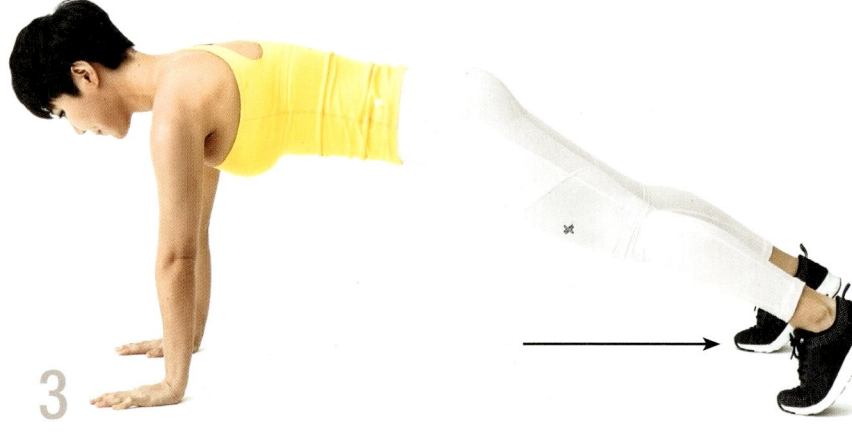

3

1 바로 서서 양발은 어깨 너비로 벌리고, 양손은 편하게 내려둬.

2 그대로 상체를 숙여 양 손바닥으로 바닥을 짚어. 무릎은 자연스럽게 구부리고.

3 점프해서 양발을 뒤로 보내 엎드려뻗쳐!

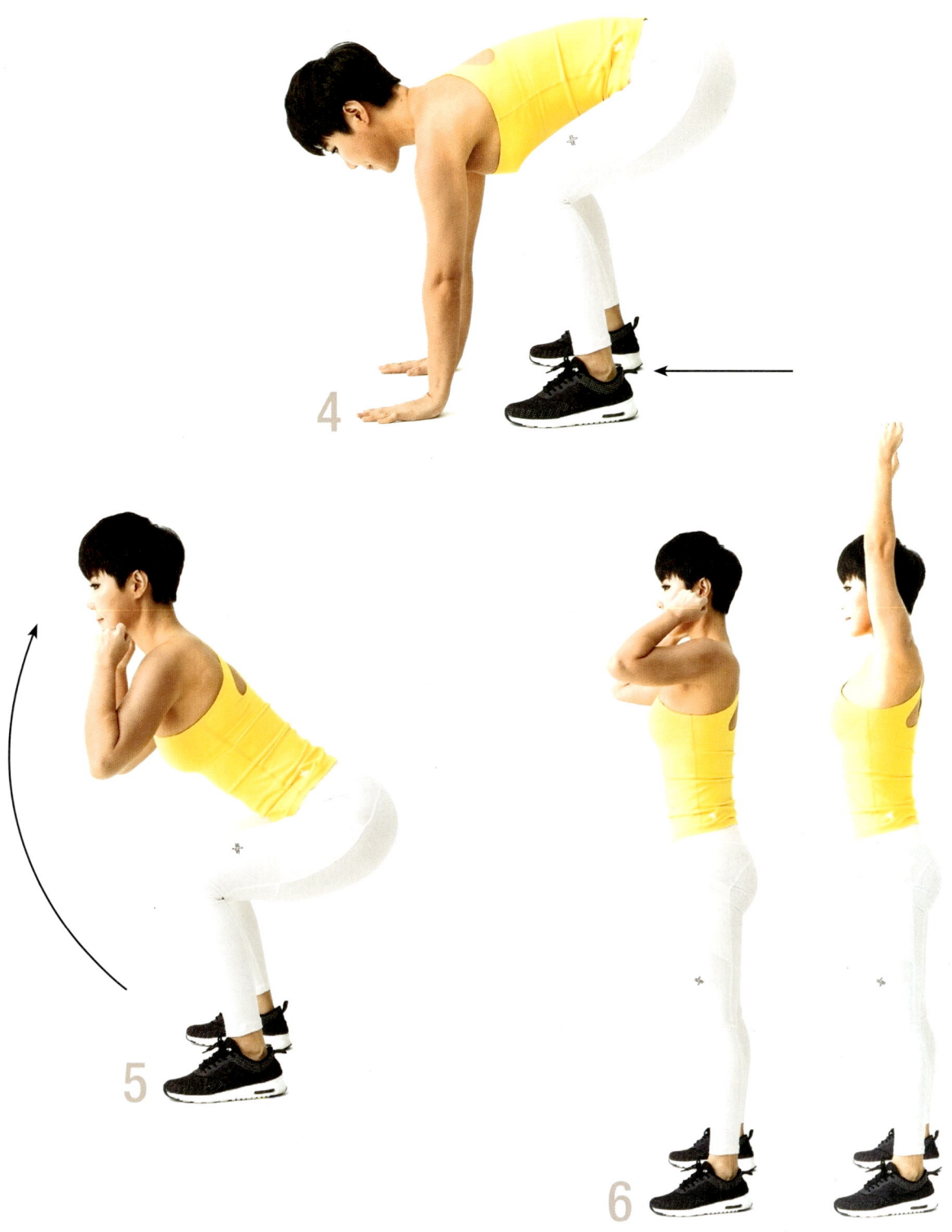

| 4 | 점프해서 양발을 앞으로 원위치! | 5 | 허리에 무리가 가지 않도록 천천히 상체를 일으켜. 동시에 주먹을 쥔 채로 양 팔꿈치를 접어 어깨 높이로 들어 올리고. | 6 | 그대로 일어서서 만세! 여기까지가 1회야. |

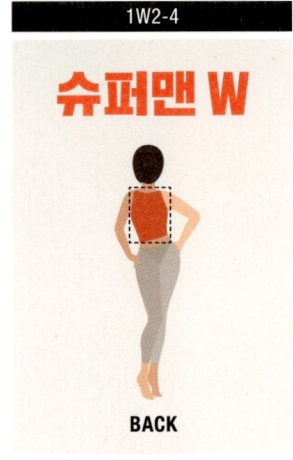

1W2-4

슈퍼맨 W

BACK

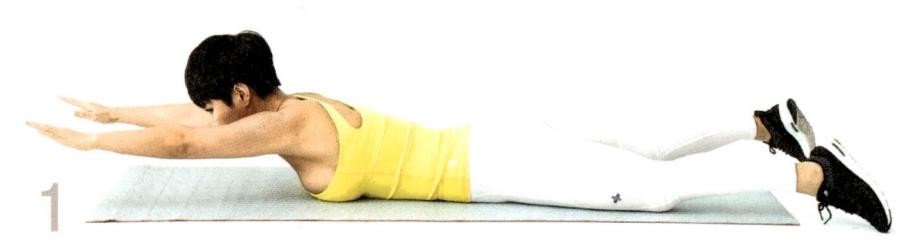

1

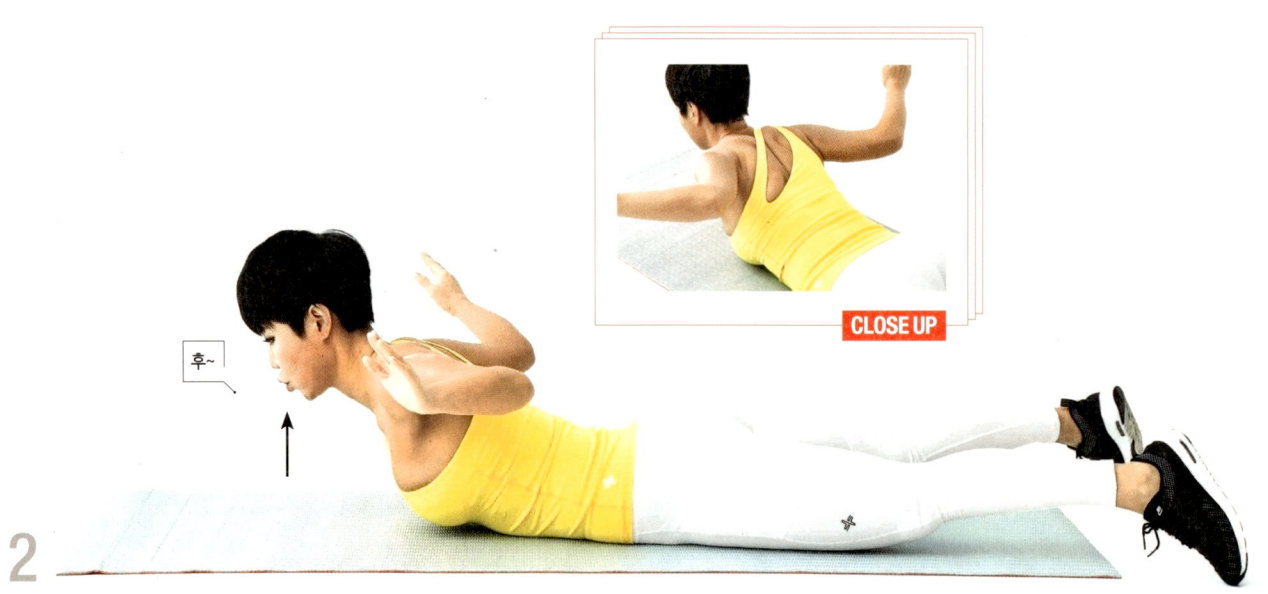

후~

2

CLOSE UP

---

1 매트에 편하게 엎드려 누운 뒤 양팔을 들어 앞으로 쭉 뻗어.

2 상체를 최대한 들어 올리며 양 팔꿈치를 뒤로 쭉 당겨줘. 대문자 W를 만든다는 생각으로 등을 사정 없이 꽉 짜주면 끝! 여기까지가 1회야.

1W2-5

플랭크 점프
푸시플로어

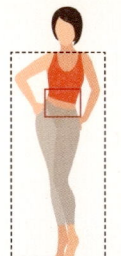
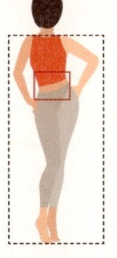

FRONT   BACK

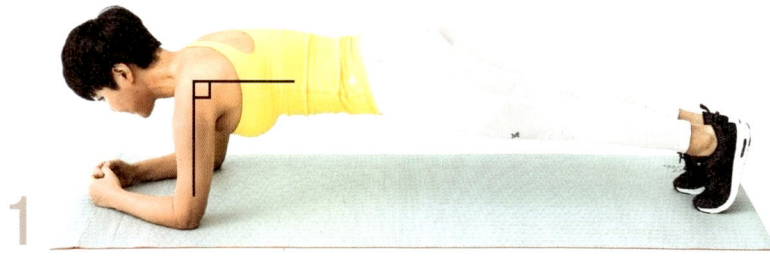

1

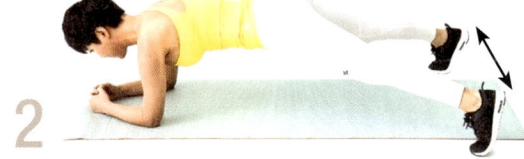

2

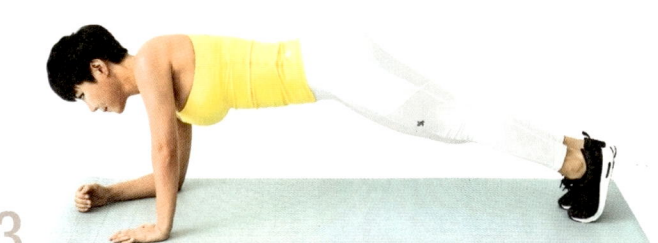

3

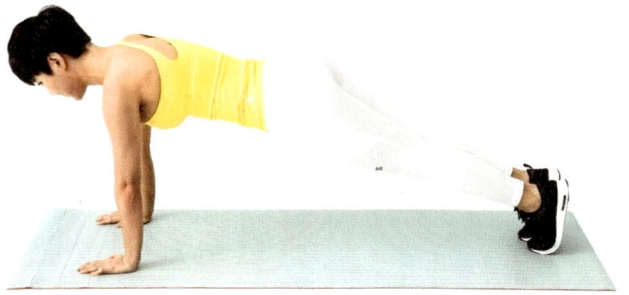

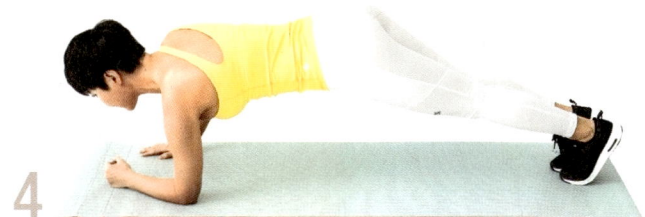

4

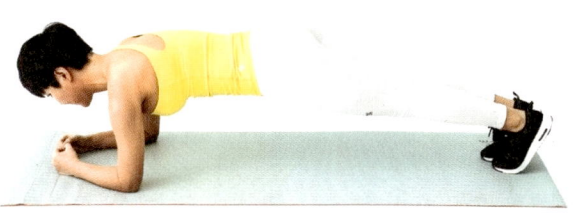

---

1 엎드려뻗쳐 자세에서 양발은 골반 너비로 벌리고, 양 팔꿈치로 몸을 세워 플랭크 자세를 만들어. 이때 양 팔꿈치는 어깨에서 수직으로 떨어지게 두고, 어깨와 귀는 최대한 멀리! 지금부터 복부에 힘 팍! 주고 동작을 진행할 거야.

2 상체는 그대로 유지한 채 점프해서 양발을 바깥쪽으로 넓게 벌렸다가 다시 점프해서 양발을 모아.

3 한 팔씩 번갈아 손바닥으로 바닥을 짚어 엎드려뻗쳐 자세로!

4 한 팔씩 구부려 다시 플랭크로 돌아와. 여기까지가 1회야.

1W2-6

텐션
데드리프트

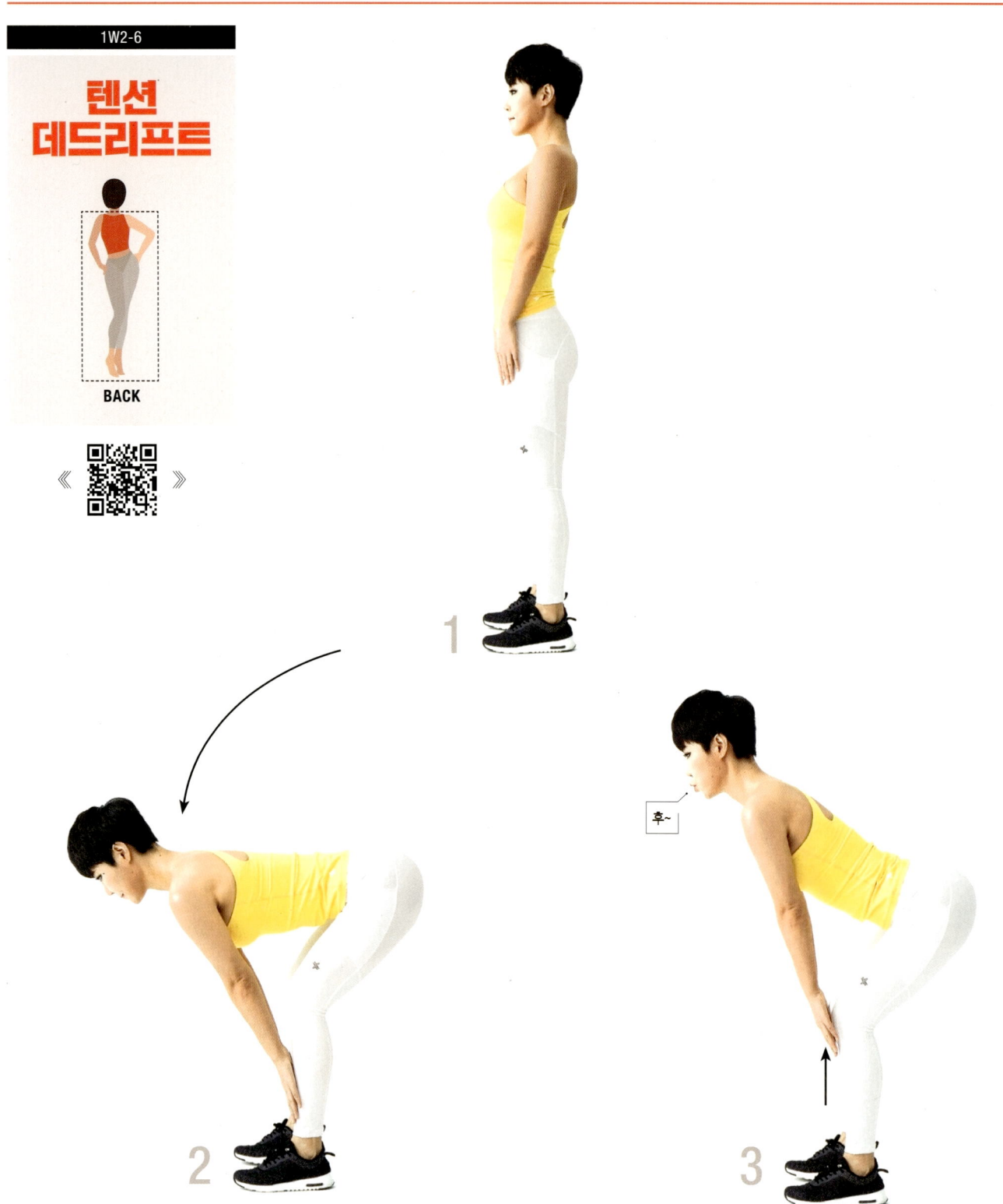

BACK

《 ▦ 》

1 비로 서서 양발을 골반 너 비로 벌리고, 양손은 편하 게 내려놔.

2 가슴을 편 상태로 엉덩이를 뒤로 쭉 빼면서 상체를 숙여. 이때 양손은 허벅지에서부터 부드럽게 발목까지 쓸어 내려가면 돼. 유연성이 부족한 사람은 종아리까지만 내려가도 상관없 어. 대신 허리가 굽어지지 않도록 주의해!

3 그대로 싱체를 45도만 들어 올려. 손끝도 발목에서 무릎까지 쭉 쓸어오면 돼. **2~3**번 과정이 1회야.

1W2-7

리버스
크런치

FRONT

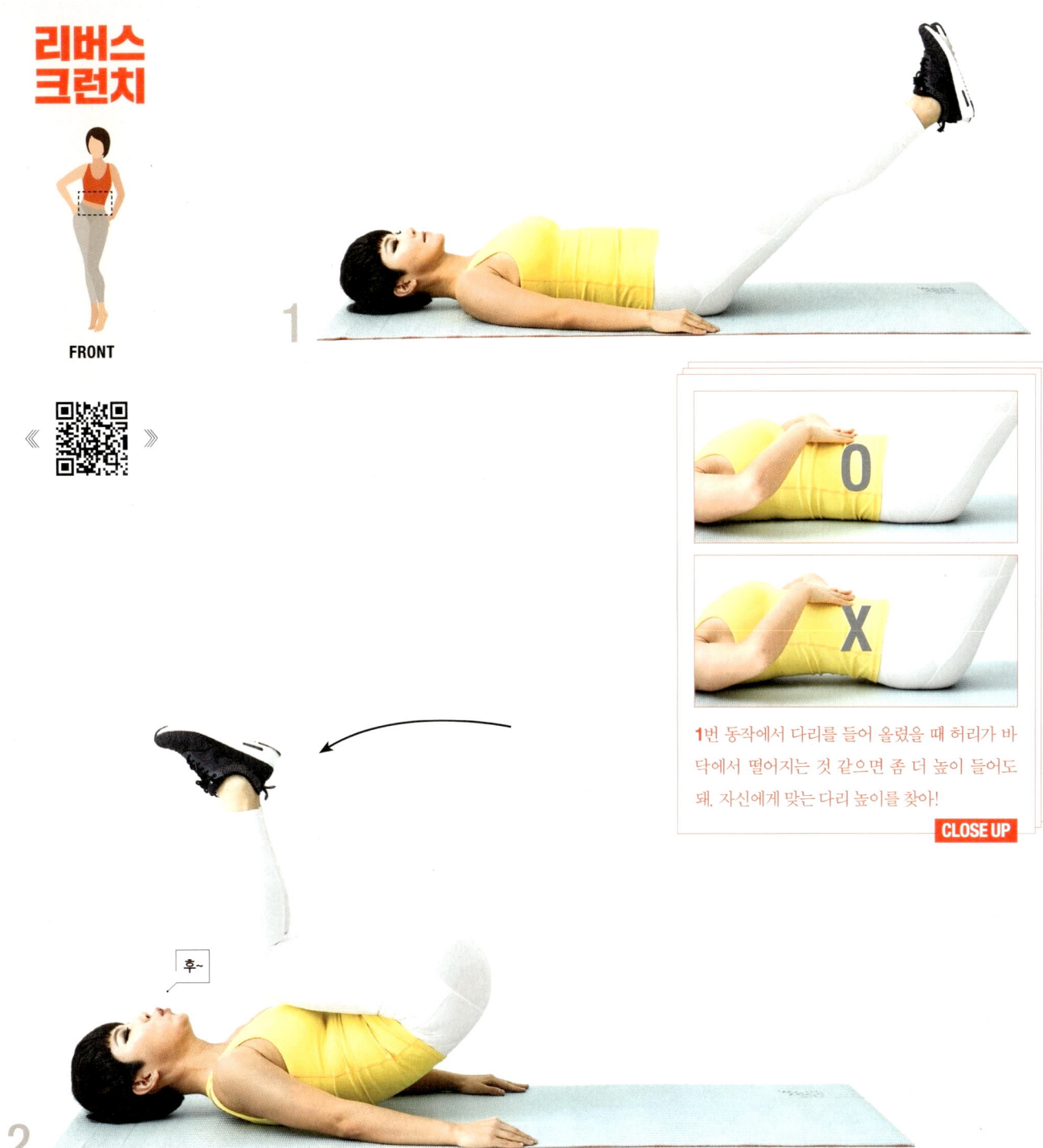

CLOSE UP

1번 동작에서 다리를 들어 올렸을 때 허리가 바닥에서 떨어지는 것 같으면 좀 더 높이 들어도 돼. 자신에게 맞는 다리 높이를 찾아!

후~

1 바닥에 등을 대고 누운 뒤 양발을 붙인 채로 들어 올려. 이때 다리는 허리가 바닥에서 들리지 않을 정도의 높이를 찾아.

2 그대로 양 무릎을 접어서 가슴 쪽으로 쭉 끌어 당겨. 엉덩이가 살짝 들리도록 당겨주면 좋아. 양팔로는 바닥을 지지해서 몸의 균형을 잡고, 복부에 힘을 주면서 동작해야 해. 여기까지가 1회야.

2week

 M 월요일 **+ W** 수요일 **+ F** 금요일

 내 몸 구석구석에 붙어있는 셀룰라이트를 활활 태워버리자!

2W1-1

스쿼트 & 크로스 런지

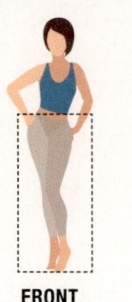

FRONT

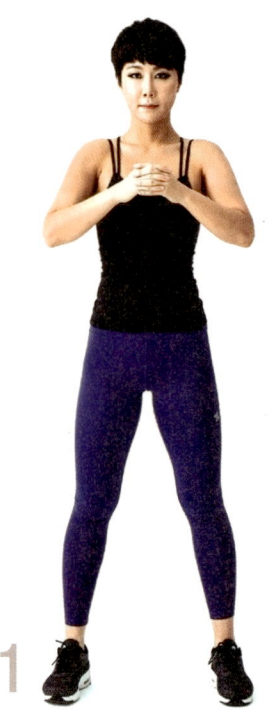

1

후~

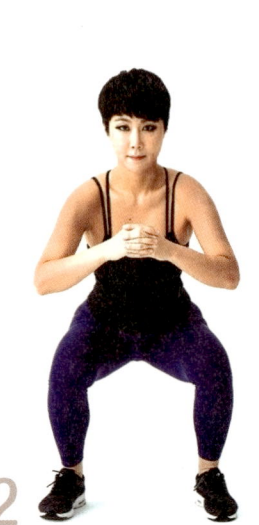

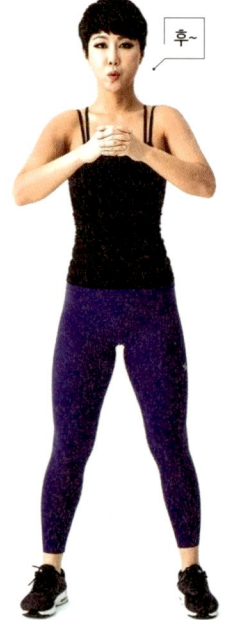

2

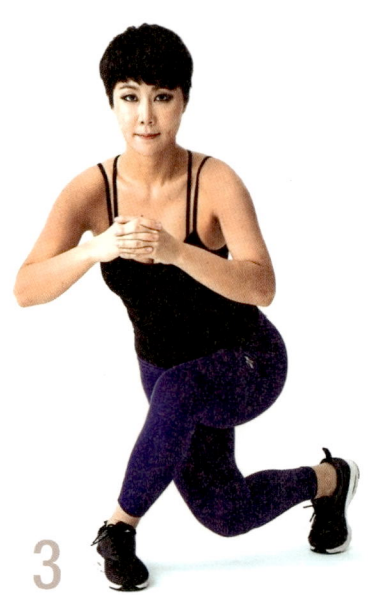

3

1 바로 서서 양발은 어깨 너비로 벌리고, 발끝은 살짝 바깥으로 벌려줘. 양손은 마주 잡고!

2 스쿼트 1회 실시!

3 왼발을 대각선 뒤로 멀리 뻗어 앉으며 크로스 런지! 이때 무릎이 바닥에 닿아선 안 돼.

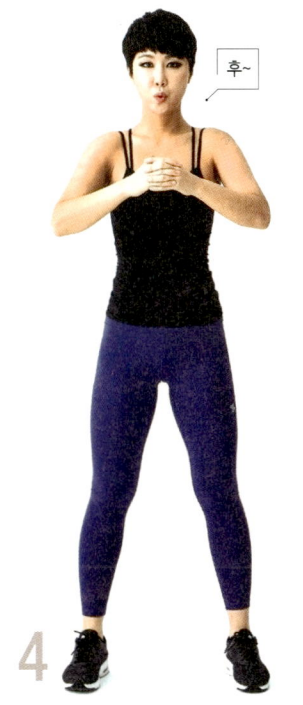

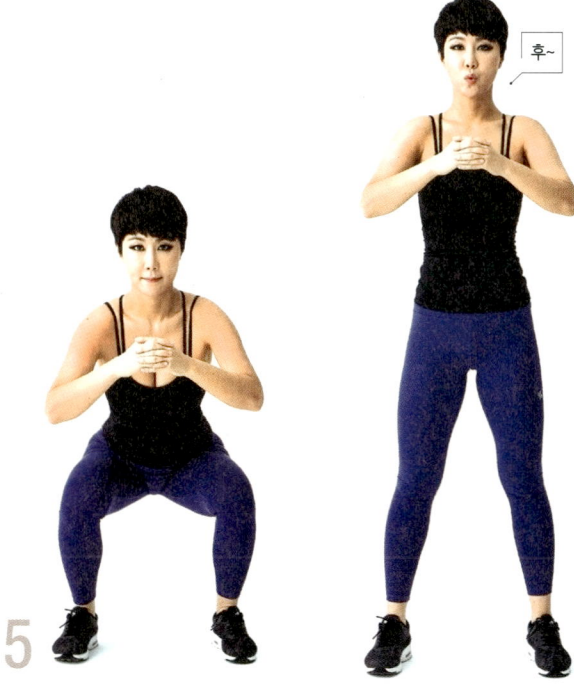

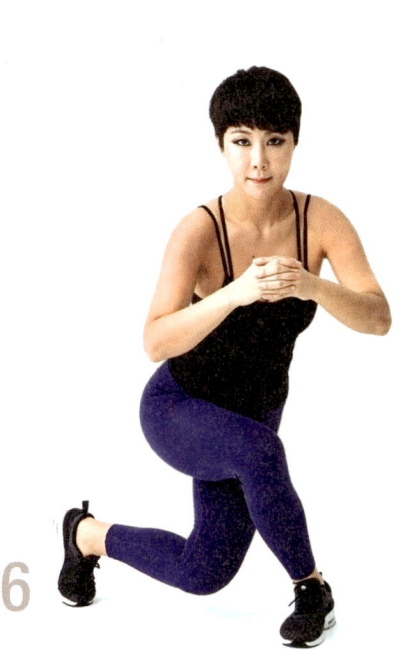

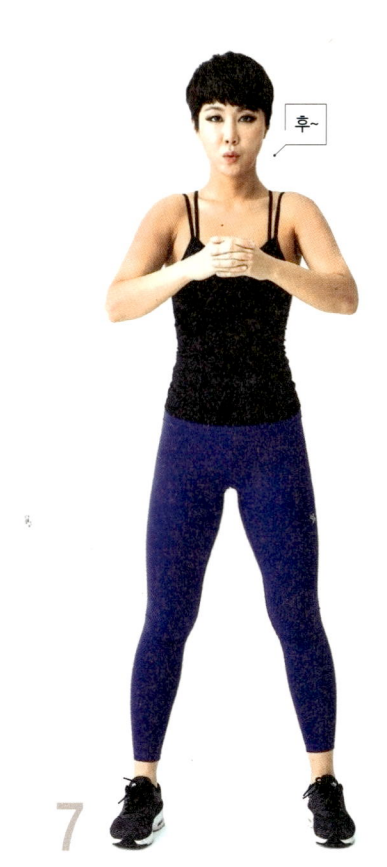

4　바로 서!

5　스쿼트 한 번 더!

6　이번에는 오른발을 대각선 뒤로 멀리 뻗어 앉으며 크로스 런지!

7　바로 서! 여기까지가 1회야.

2W1-2

마운틴 크로스

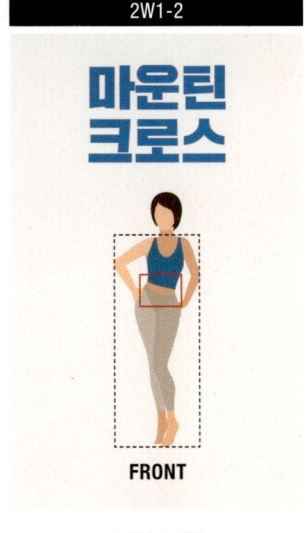

FRONT

≪ ≫

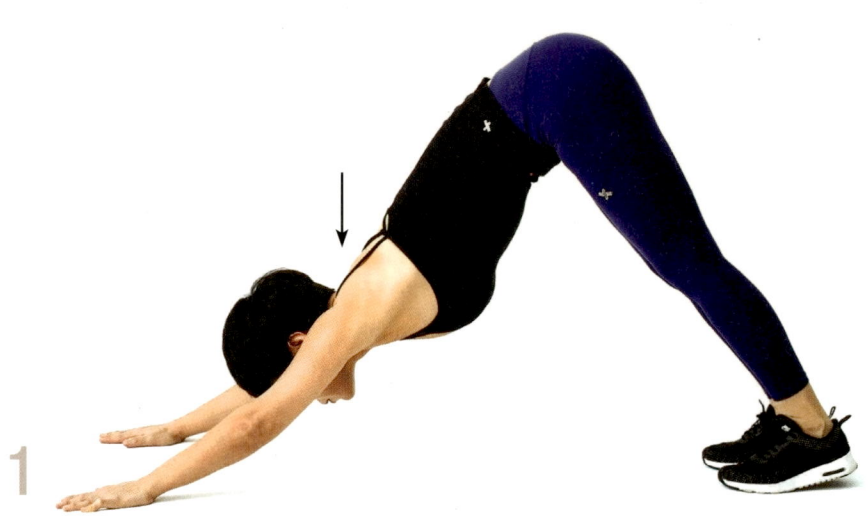

1

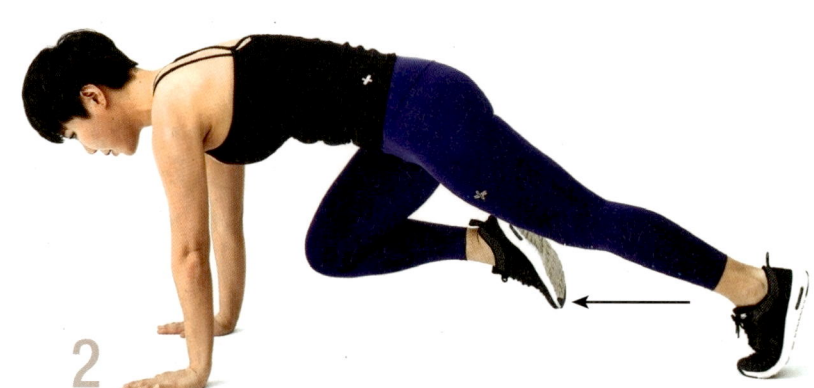

2

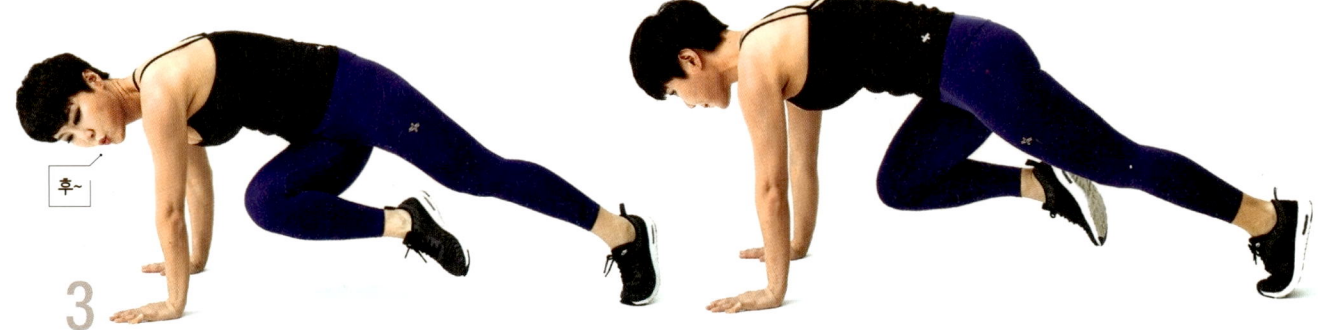

3

후~

1 엎드려뻗쳐 자세에서 엉덩이를 높이 올려 몸을 뾰족한 산처럼 만들어봐. 그 상태에서 양팔과 등이 일직선이 될 수 있게 어깨와 등을 바닥으로 누르며 쭉쭉 스트레칭! 이때 양 팔꿈치를 구부리지 않도록 주의할 것!

2 엉덩이를 내리면서 동시에 상체를 앞으로 밀어내고, 오른쪽 무릎을 앞으로 쭉 끌어 당겨.

3 끌어 당긴 무릎을 그대로 안쪽으로 비틀어 트위스트 한 뒤 원위치!

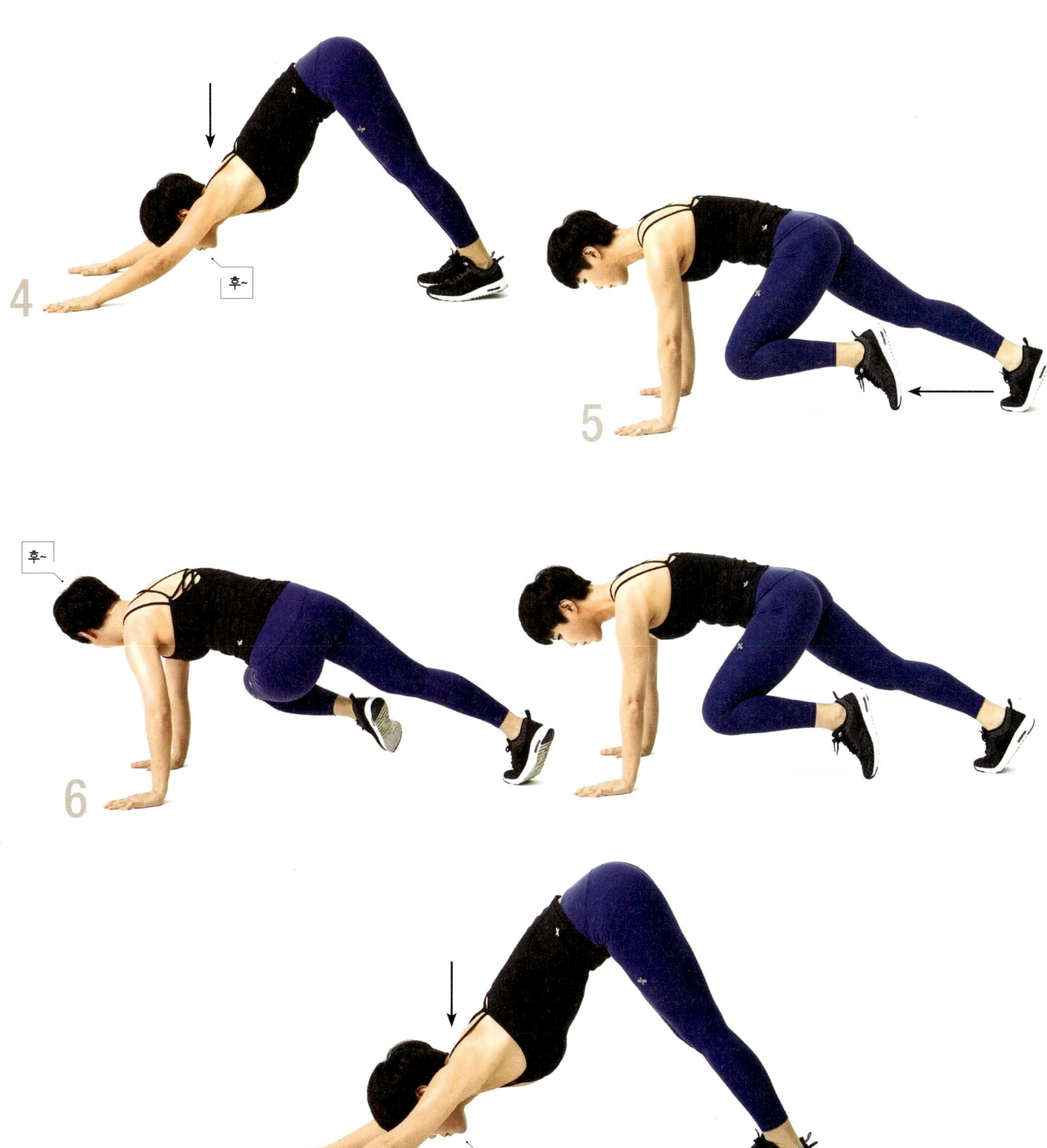

4 다시 1번 자세로 돌아와 쭉쭉 스트레칭!	**5** 이번에는 왼쪽 무릎을 앞으로 당겨!	**6** 안쪽으로 비틀어 트위스트 한 뒤 원위치!	**7** 다시 1번 자세로 돌아와 쭉쭉 스트레칭! 여기까지가 1회야.

2W1-3

페이스다운
레그리프트 & 컬

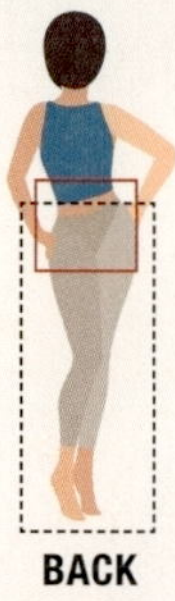

BACK

≪ 📱1 ≫

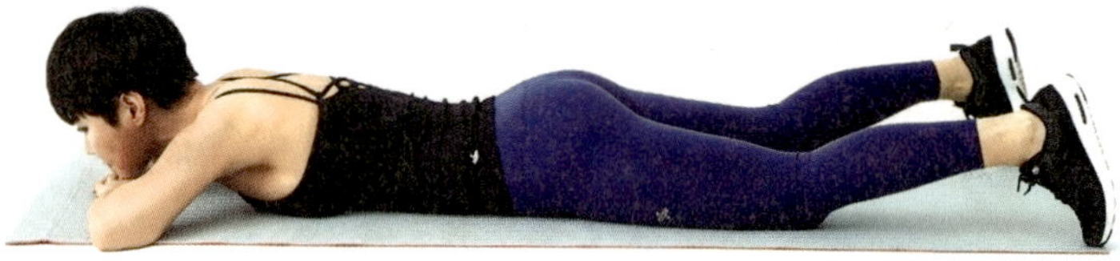

1

2

CLOSE UP

후~

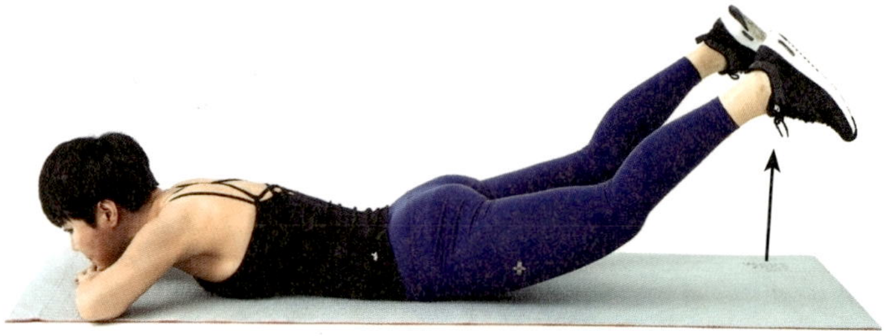

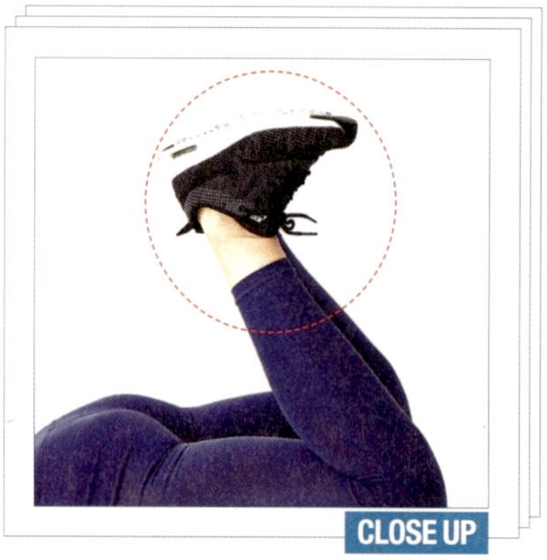

3

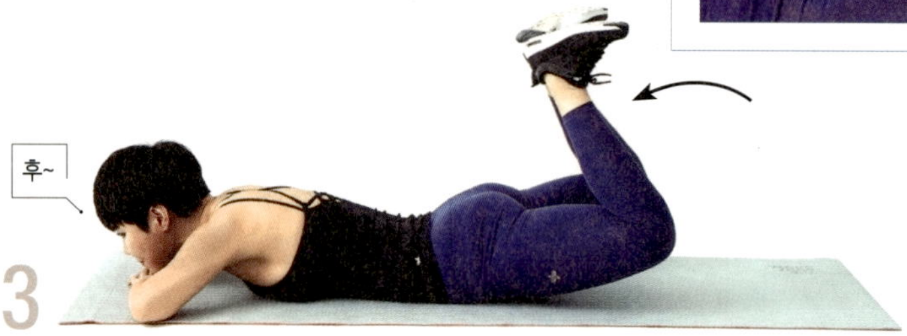

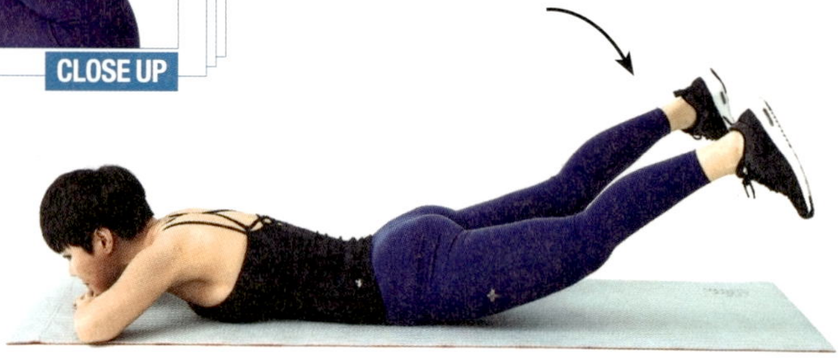

4

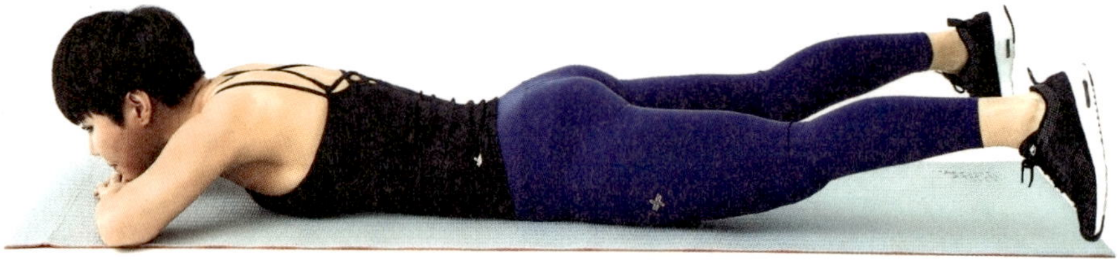

1 매트에 편하게 엎드려 누워.	**2** 그 상태로 다리를 들어 올려. 허벅지가 바닥에서 떨어질 때까지 들어 올려야 해.	**3** 그대로 발목을 꺾은 다음 다리를 접었다가 펴! 허벅지는 계속 바닥에서 떠있어야 해.	**4** 들어 올린 다리를 매트에 천천히 내려놔. 여기까지가 1회야.

2W1-4

와이드
3단 스쿼트

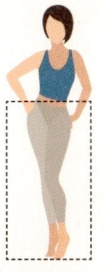

FRONT

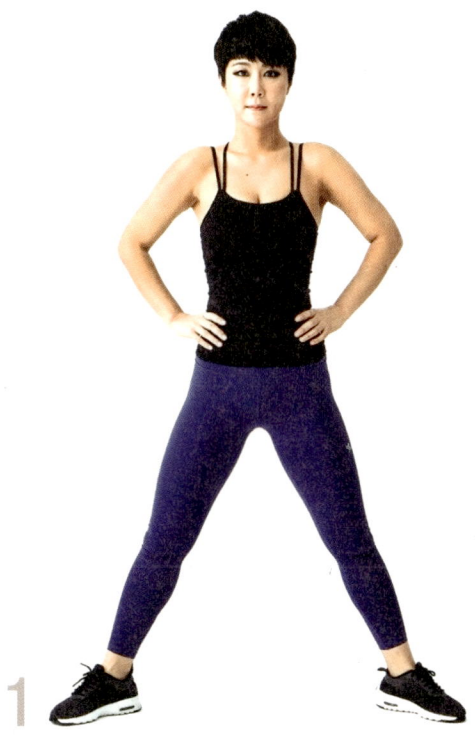

1

2

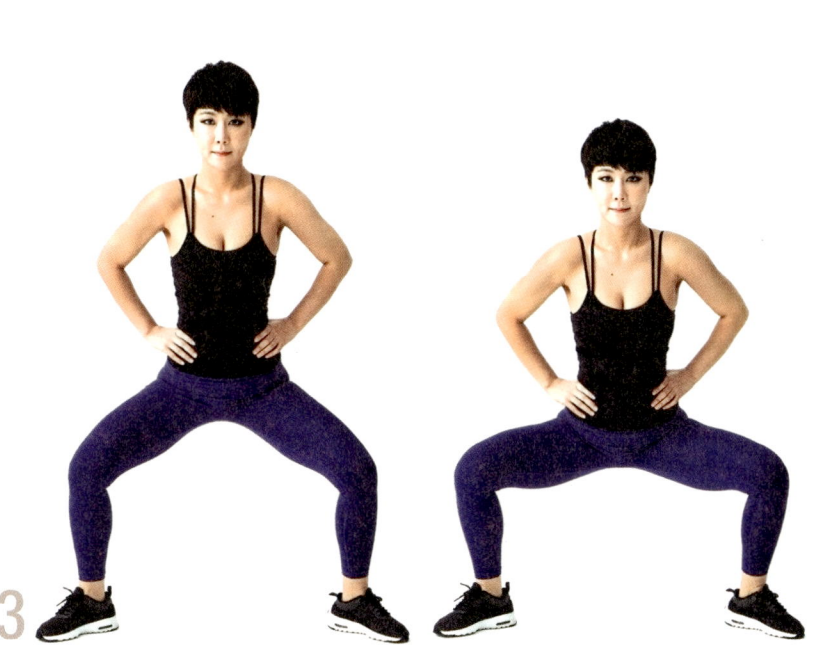

3

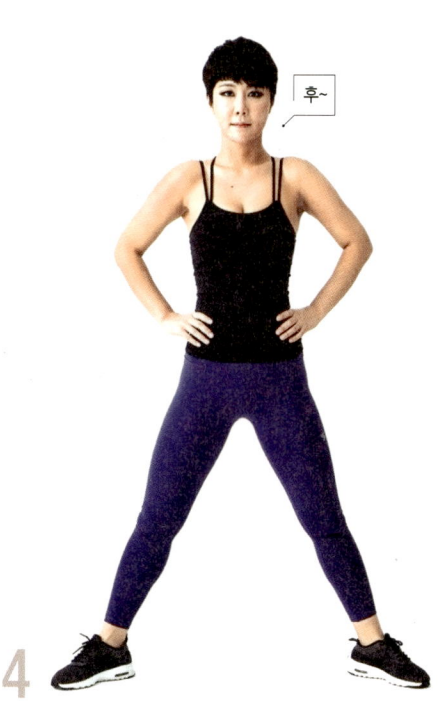

후~

4

1 바로 서서 양발을 어깨 너비보다 넓게 벌리고, 발끝은 바깥으로 벌려줘!

2 허리를 편 상태로 무릎을 새끼발가락 방향으로 벌리면서 천천히 앉아줘.

3 그대로 살짝만 일어섰다 앉았다를 총 3회 실시! 동작 중에 무릎이 다 펴지지 않도록 주의할 것!

4 허벅지와 엉덩이에 힘을 주면서 완전히 일어나! 여기까지가 1회야.

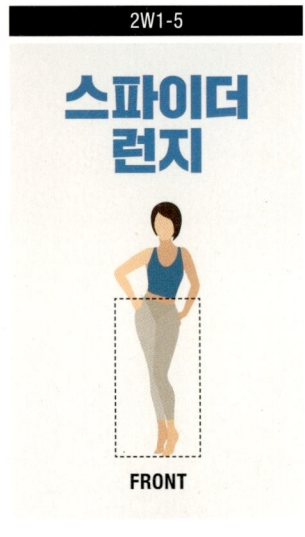

2W1-5

스파이더 런지

FRONT

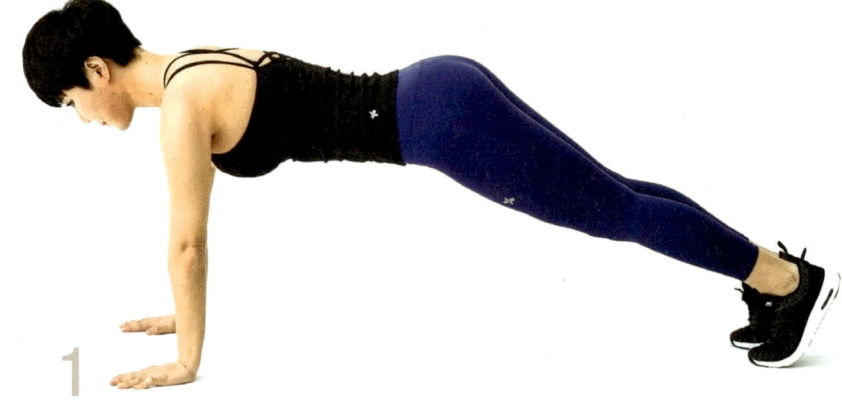

1

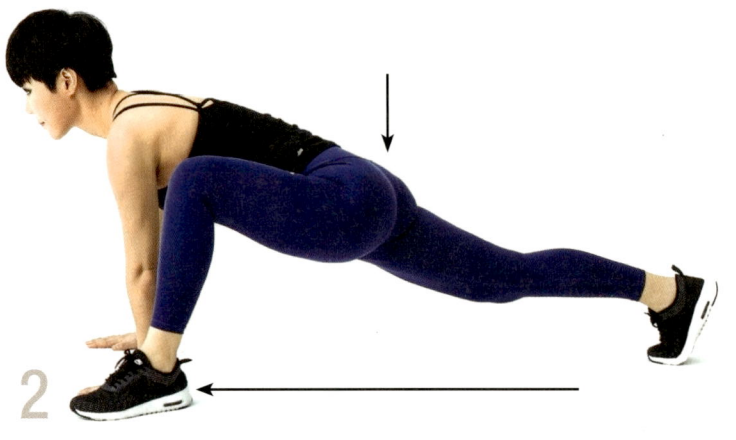

2

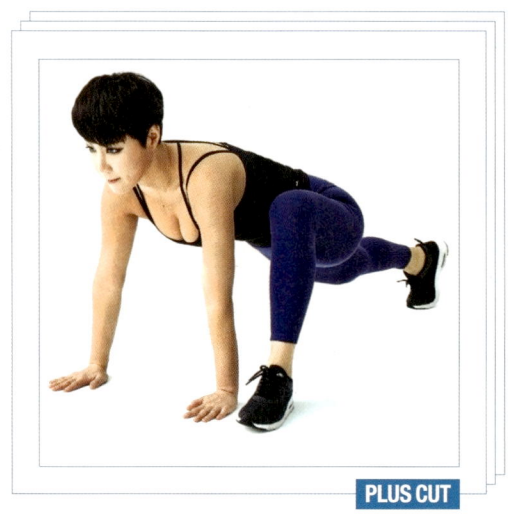

PLUS CUT

1 엎드려뻗쳐!

2 왼발을 당겨 왼손 옆 바닥에 내려놔. 이때 왼쪽 골반의 욱씬거림이 느껴질 정도로 엉덩이를 바닥으로 꾹 눌러주고, 동시에 오른쪽 다리 앞벅지를 쭉 늘여줘.

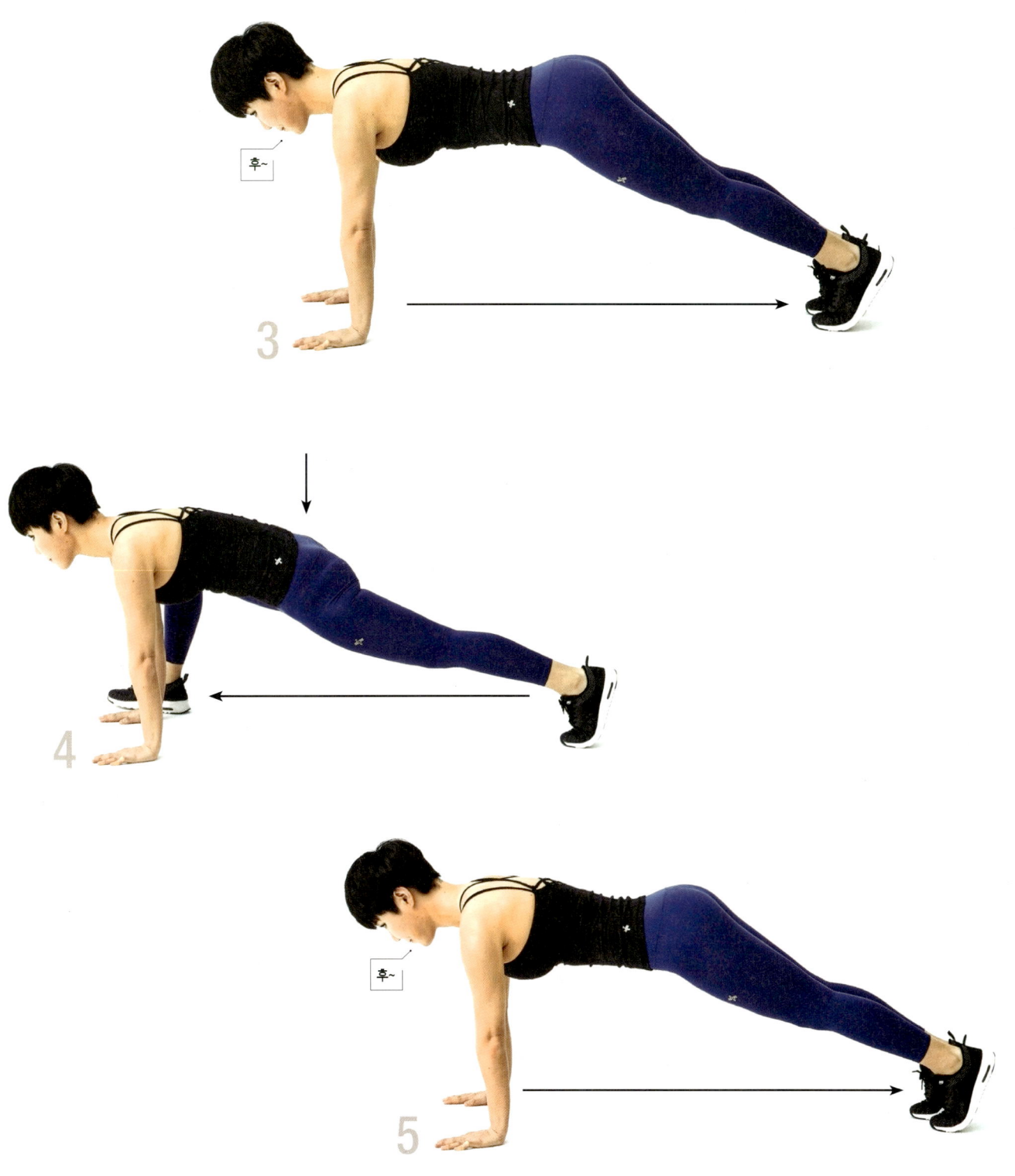

후~

3

후~

4

후~

5

---

3 한번에 다리를 뒤로 보내 엎드려뻗쳐 자세로 돌아가.

4 이번에는 오른발을 당겨 오른손 옆 바닥을 짚어. **2**번 동작과 방법은 같아.

5 한번에 다리를 뒤로 보내며 엎드려뻗쳐 자세로 돌아가. 여기까지가 1회야.

2W1-6

홀드 킥 백

BACK

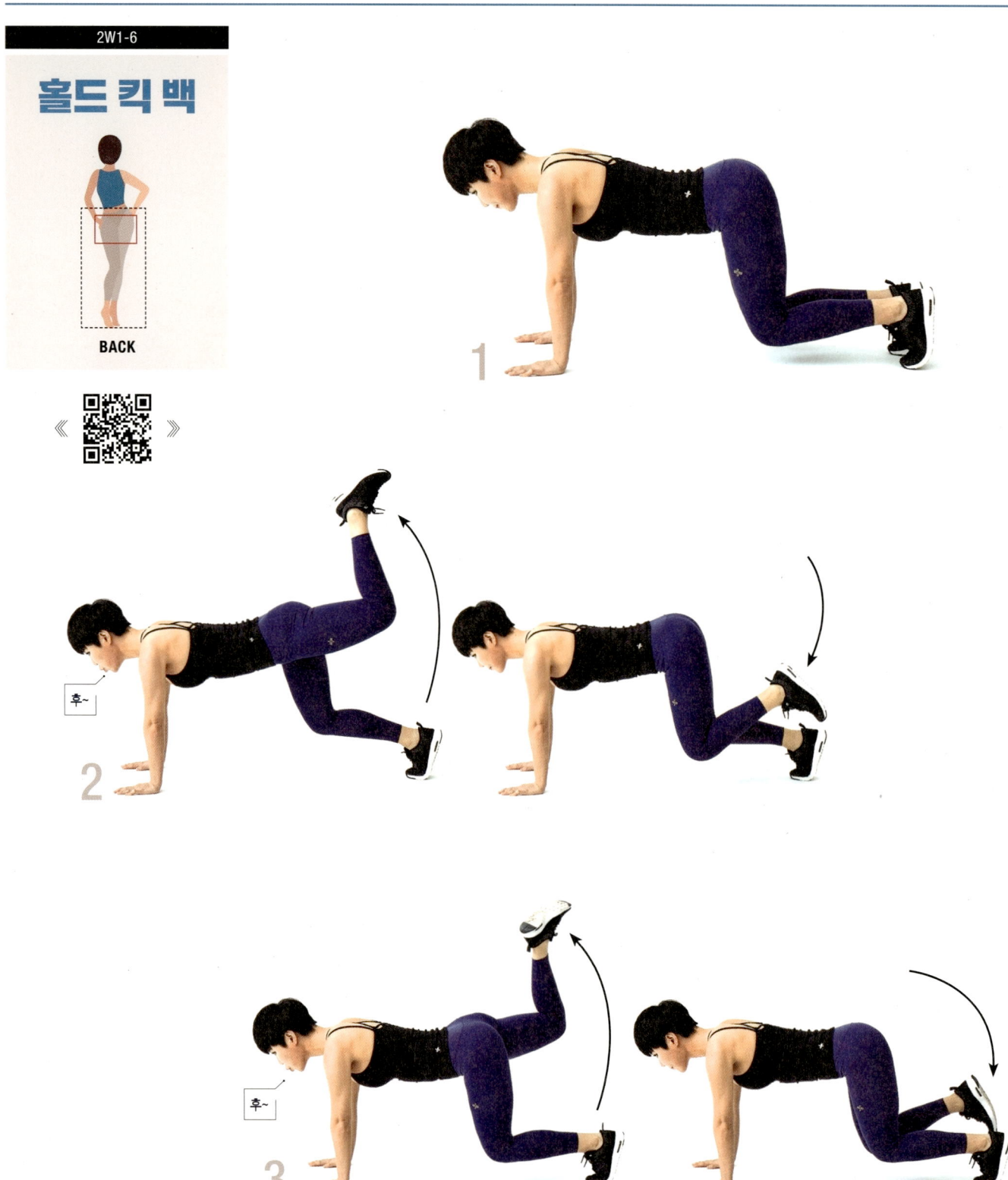

1 네발 기기 자세로 엎드려. 양손은 어깨 너비, 양 무릎은 골반 너비로 벌리는 것이 적당해. 그대로 무릎을 살짝 들어 올려.

2 왼쪽 다리를 접힌 그대로 들어 올려 발바닥이 하늘로 향하게 쭉 뻗었다가 내려놔. 어깨와 골반이 틀어지지 않도록 주의하고 다리만 들어 올리는 거야.

3 오른쪽 다리도 같은 방법으로 들어 올렸다가 내려놔. 여기까지가 1회야.

2W1-7

브릿지

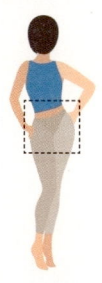

BACK

≪  ≫

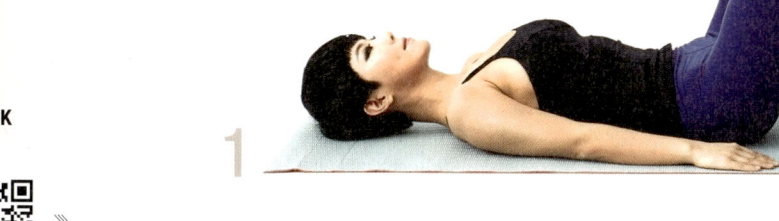

1

후~

2

3

---

1 바닥에 등을 대고 누워 양발은 골반 너비로 벌린 뒤 무릎을 세워줘. 이때 양 발끝과 무릎은 바깥쪽을 향하게 하고, 양손은 편하게 내려놔도 돼.

2 양발로 바닥을 밀어 내며 천천히 골반을 들어 올려. 몸통부터 허벅지까지 일직선이 되게 하고, 허벅지와 엉덩이 근육에 힘을 빡 주자!

3 바닥에 엉덩이가 닿기 직전까지 천천히 내려와. **2~3**번 과정이 1회야.

2week

2W2-1

사이드런지 크로스니업

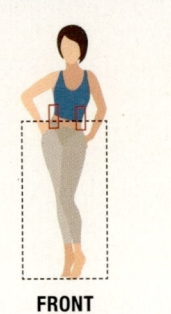

FRONT

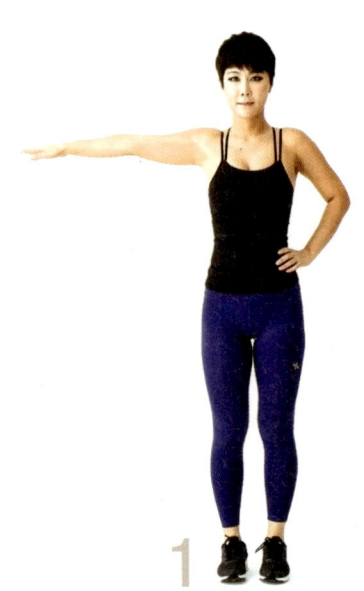

1

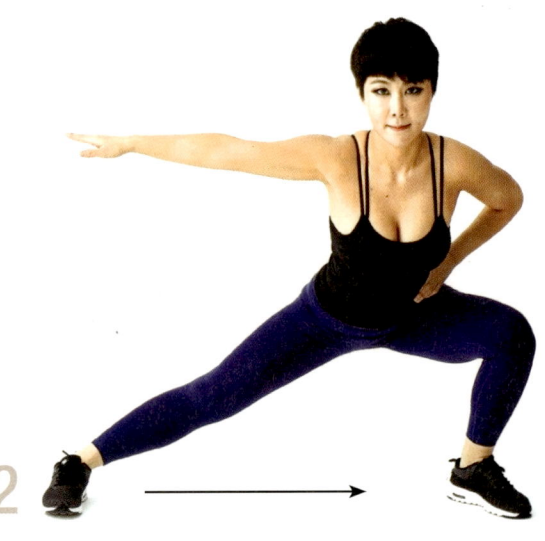

2

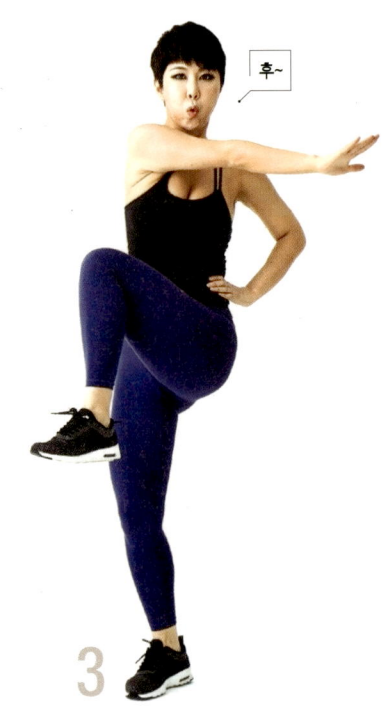

후~

3

---

1 바로 서서 양발은 골반 너비로 벌리고, 오른팔은 옆으로 나란히! 반대쪽 팔은 허리에 편하게 올려두면 돼!

2 허리를 펴고 엉덩이를 뒤로 살짝 밀어내면서 왼발을 옆으로 크게 한 발 이동해 앉아.

3 한번에 일어나면서 동시에 오른팔을 상체와 함께 왼쪽으로 틀고, 왼쪽 무릎은 오른쪽으로 당겨줘. **2~3**번 과정을 7회 실시한 뒤 반대쪽도 같은 방법으로 7회 실시한 것까지가 1세트야.

2W2-2

힙 쓰러스터

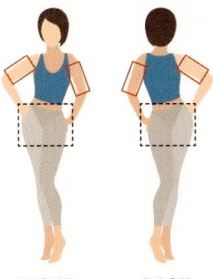

FRONT　　BACK

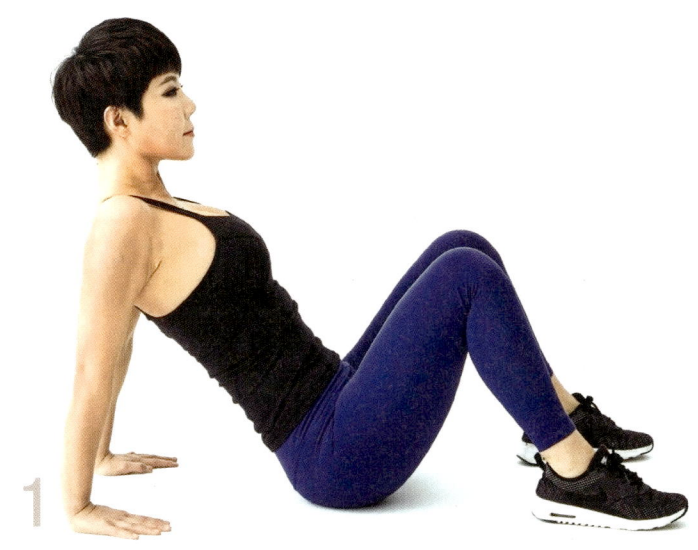

1

후~

2

3

1 바닥에 무릎을 세운 채로 앉아 양 손바닥으로 등 뒤의 바닥을 짚어. 이때 양 손끝은 엉덩이를 향하게 두자.

2 발 뒤꿈치로 내 몸을 들어 올린다는 느낌으로 엉덩이를 들어올려. 이때 무릎은 모아지지 않게 발끝 방향으로 벌려줘. 그리고 거울에 비춰봤을 때 내 몸이 ㄷ자가 되는 위치를 찾아.

3 그대로 엉덩이를 바닥에 닿기 전까지 내려줘. **2~3**번 과정이 1회야.

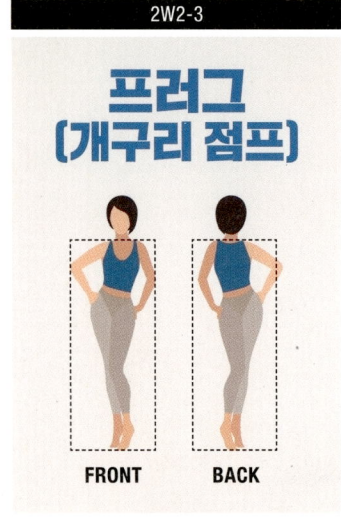

2W2-3

프러그
(개구리 점프)

FRONT   BACK

《 ▯ 》

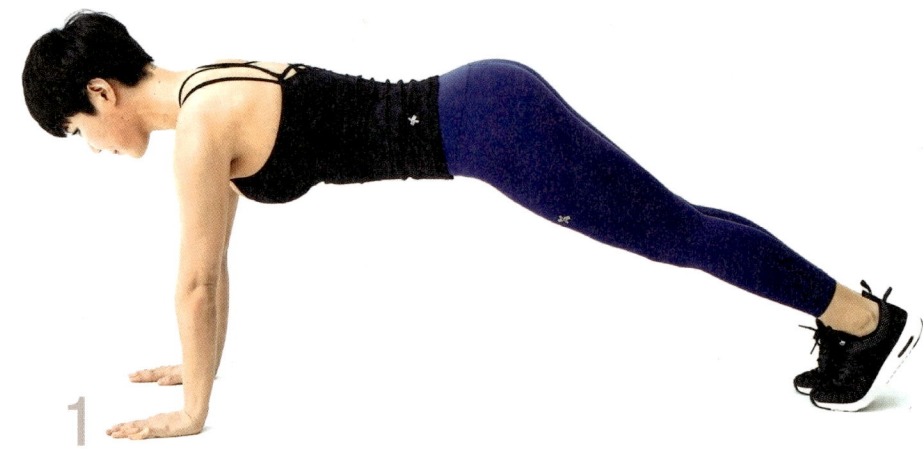

1

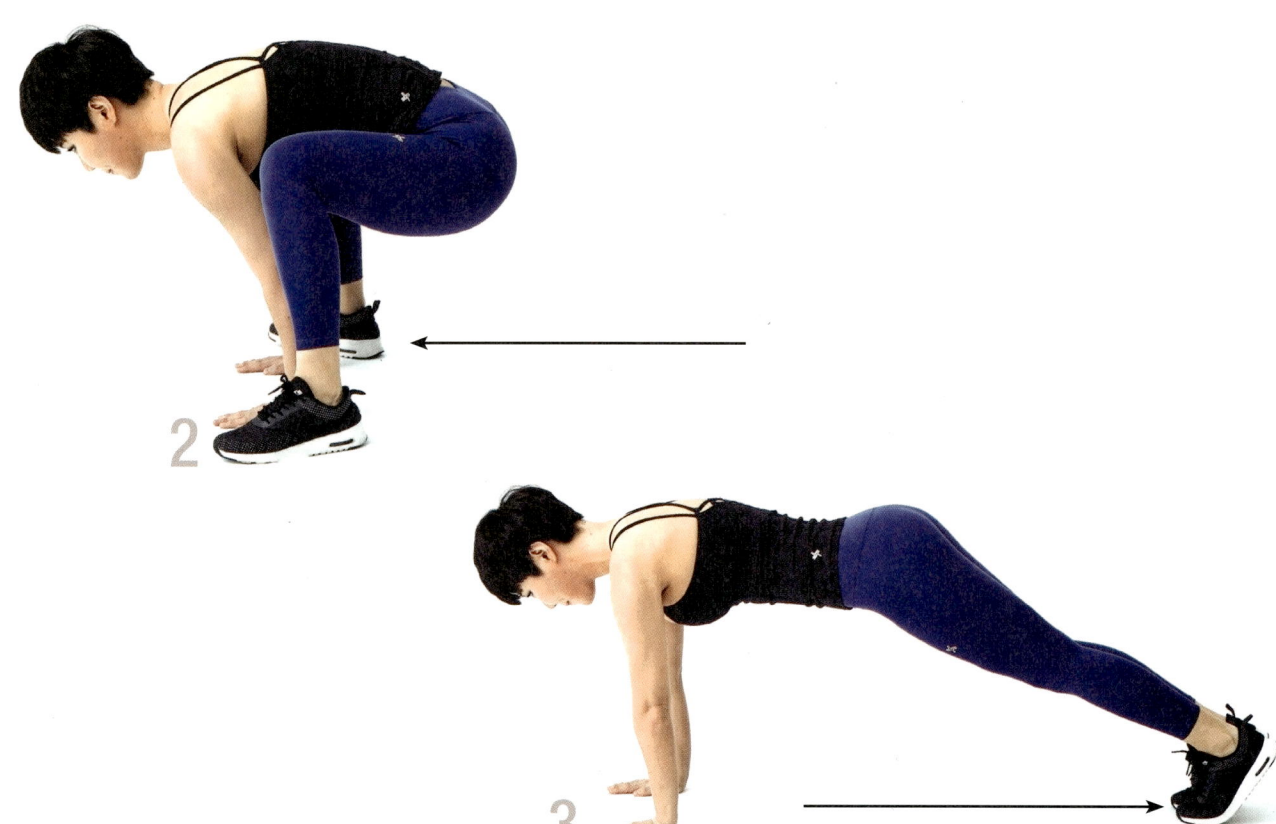

2

3

---

1 엎드려뻗쳐!

2 점프해서 양발을 손 옆, 바깥쪽으로 가져와. 일명 개구리 자세!

3 다시 점프해서 엎드려뻗쳐 자세로 돌아가! 여기까지가 1회야.

플러터 킥

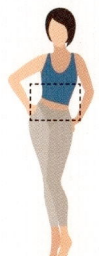

FRONT

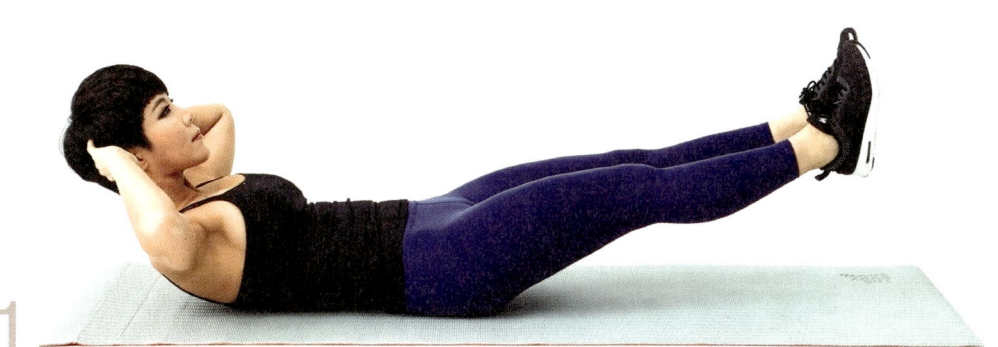

1

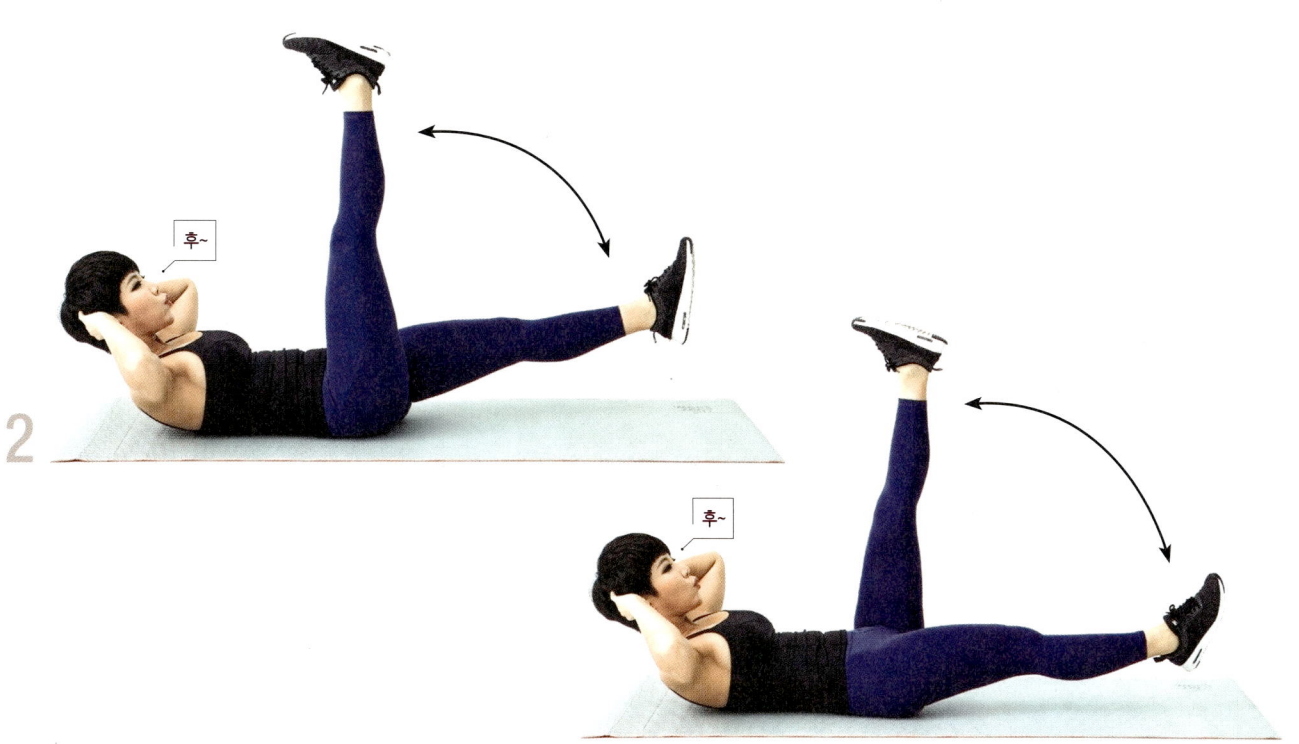

2

후~

후~

---

1 바닥에 등을 대고 누운 뒤 손으로 머리를 살짝 받치고 상체를 들어 올려. 양발은 뻗은 채로 살짝 들어 올려.

2 복부에 힘을 주면서 양발을 상하로 교차시켜. 이때 발이 바닥에 닿지 않게 하고, 상하로 한번 교차시킨 게 1회야.

2W2-5

하이 런지

FRONT

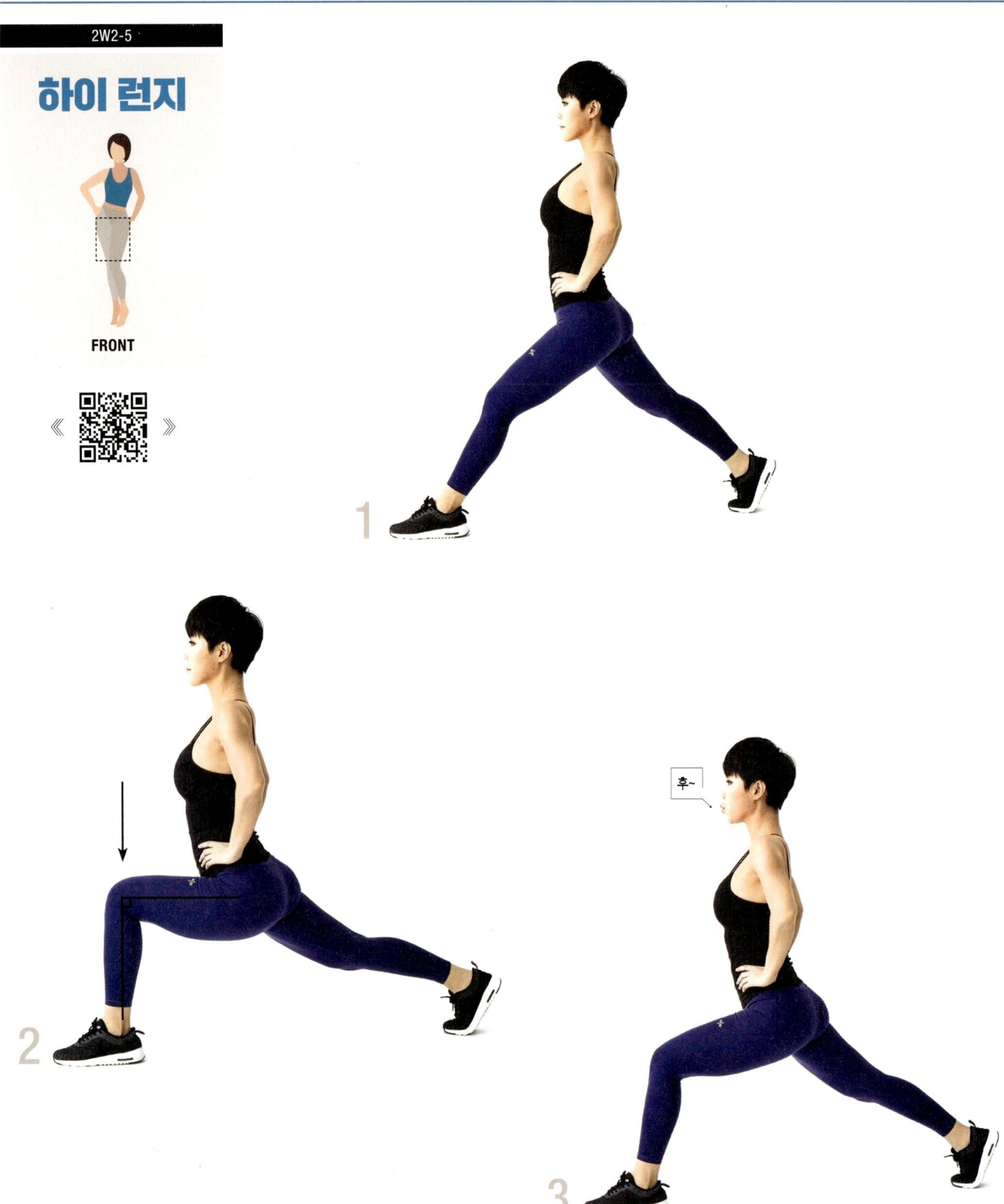

1

후~

2

3

1 양발을 앞뒤로 넓게 벌리고 서. 뒤쪽 발의 뒤꿈치를 들고, 허리는 꼿꼿하게, 양손은 허리!

2 그대로 무릎을 구부려 앉아.

3 천천히 일어서. 이때 완전히 일어설 필요는 없고 살짝만 일어서면 돼. **2~3**번 과정을 7회 실시한 뒤 반대쪽도 같은 방법으로 7회 실시한 것까지가 1세트야.

2W2-6

데드 스쿼트

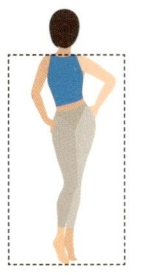

BACK

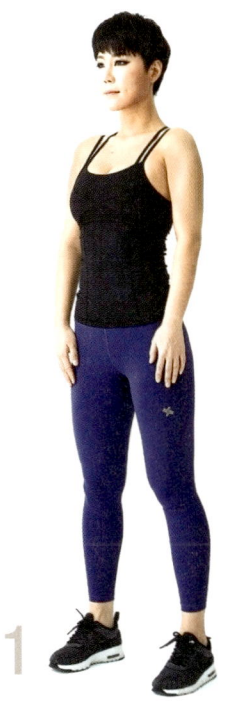

1

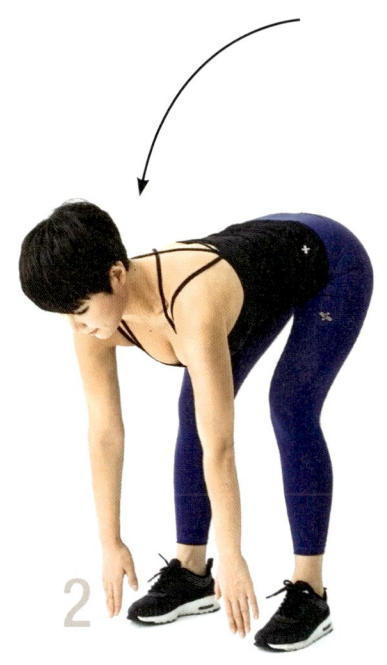

2

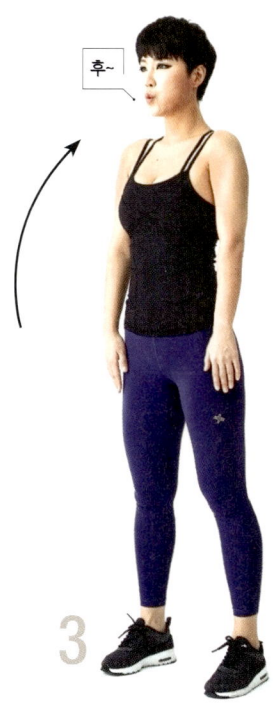

후~

3

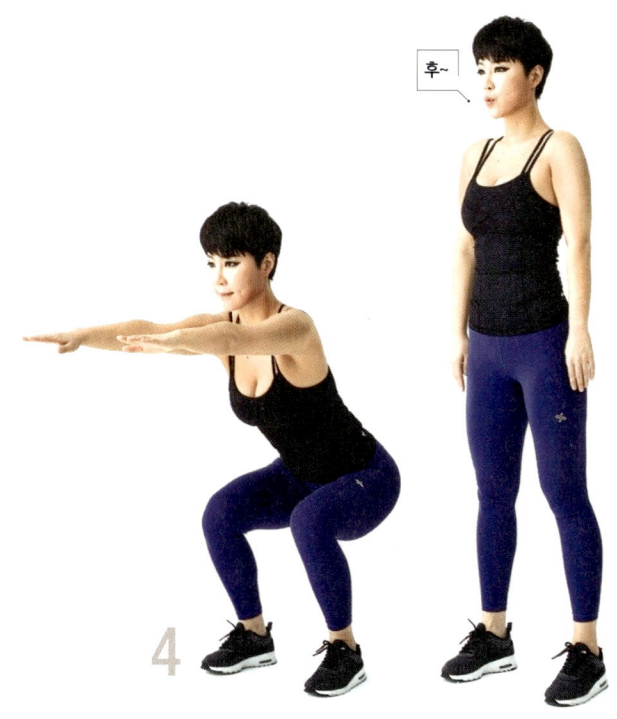

후~

4

1 바로 서서 양발을 어깨 너비로 벌리고, 가슴은 곧게 펴줘.

2 가슴을 편 상태로 엉덩이를 뒤로 쭉 빼면서 상체를 숙여. 가능하면 손끝으로 바닥 터치!

3 상체를 천천히 들어 올려서 완전히 일어나!

4 허리를 편 채로 무릎을 발끝 방향으로 벌리면서 그대로 앉아 스쿼트! 여기까지가 1회야.

2W2-7

플랭크
암 익스텐션

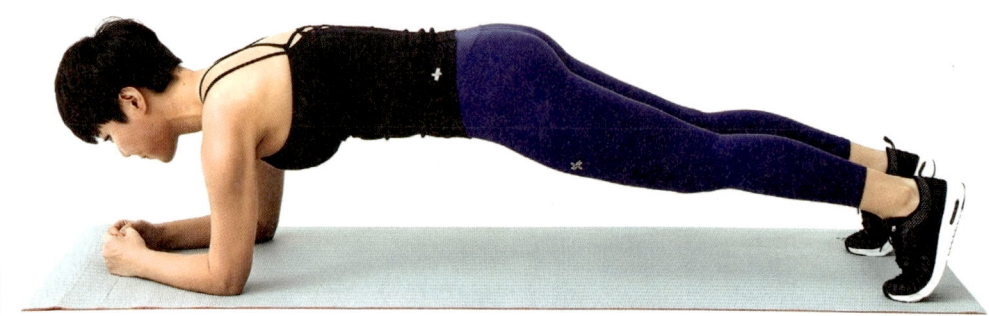

FRONT   BACK

《 ▦ 》

1

후~

2

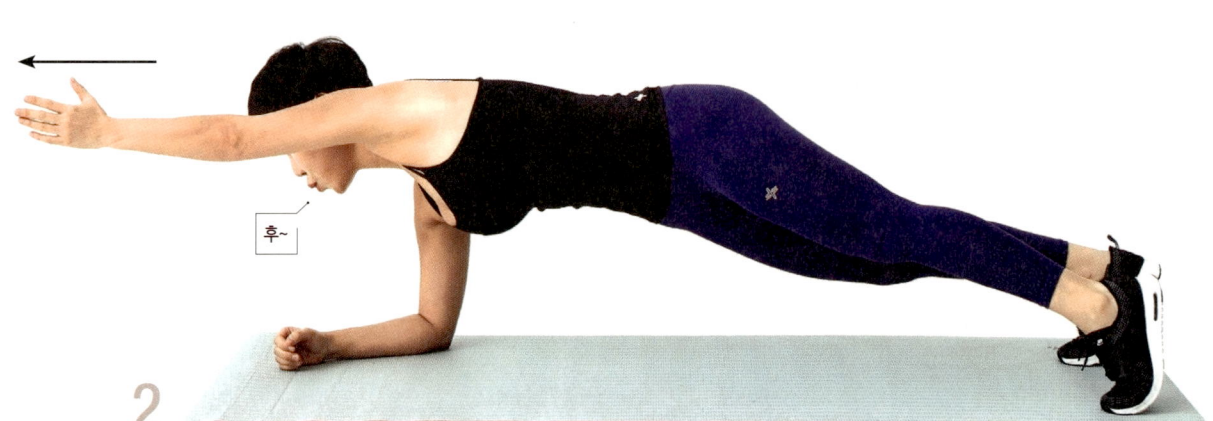

1 엎드려뻗쳐 자세에서 양발은 골반 너비로 벌리고, 양 팔꿈치로 몸을 세워 플랭크 자세를 만들어. 이때 양 팔꿈치는 어깨에서 수직으로 떨어지게 두고, 어깨와 귀는 최대한 멀리! 지금부터 복부에 힘 팍! 주고 동작을 진행할 거야.

2 그 상태로 몸의 중심을 잡으면서 왼팔을 앞으로 쭉 뻗어. 팔을 뽑아내듯이 쭈~욱 당겨줘야 해.

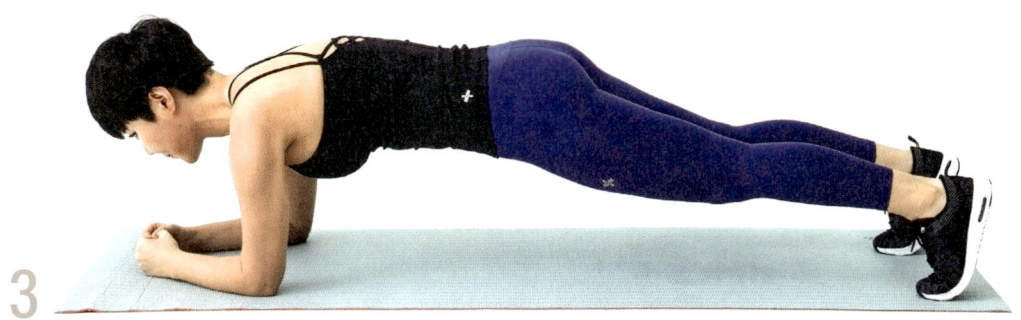

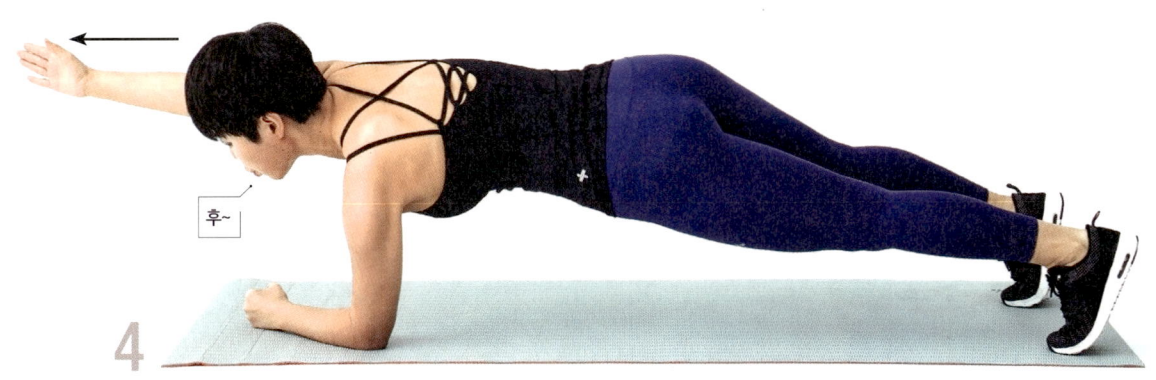

후~

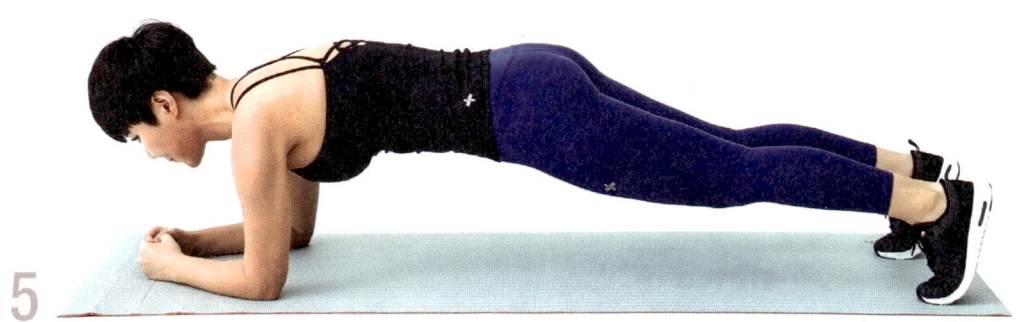

3 당겼던 팔을 내려놔.

4 이번에는 오른팔을 앞으로 쭉 뽑아내듯이 뻗어줘.

5 당겼던 팔을 내려놔. 여기까지가 1회야.

3week

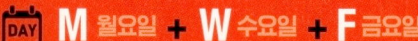

DAY **M** 월요일 **+** **W** 수요일 **+** **F** 금요일

📢 조각처럼 아름답게 몸을 빚어보자!

스텝 스쿼트

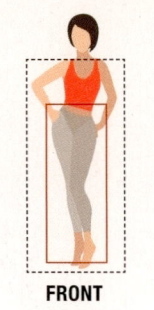

FRONT

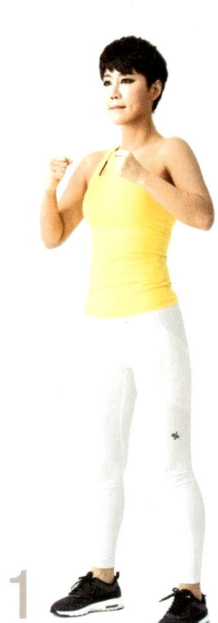

1

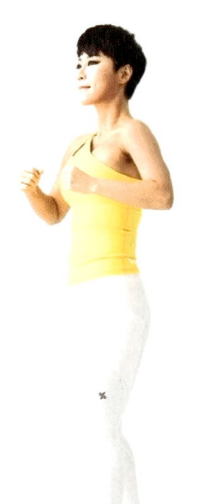

2

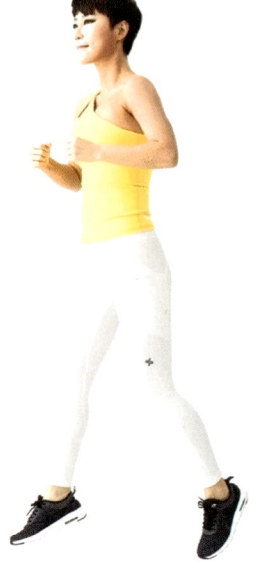

3

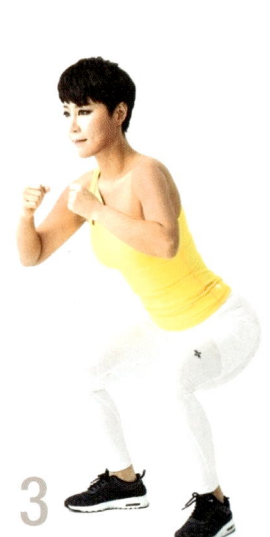

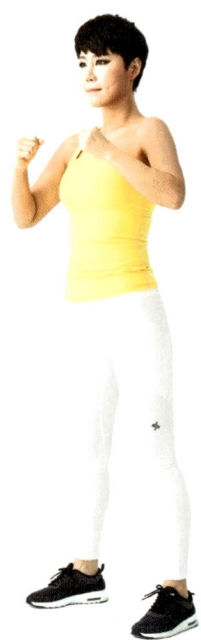

---

1 바로 서서 양발은 어깨 너비로 벌리고, 양손은 편하게 둬.

2 양발이 앞뒤로 교차되게 스텝을 주면서 점프! 점프!

3 또 한번 점프해서 **1**번 자세로 돌아가고, 동시에 스쿼트!

3W1-2

런지 킥

FRONT

1

2

후~

3

1	바로 서서 양발은 골반 너비로 벌리고, 양손은 허리에!

2 왼발을 뒤로 보내며 앉아. 앞다리는 ㄱ, 뒷다리는 ㄴ 모양을 만드는 런지 자세야. 왼발 뒤꿈치를 세우고 몸이 흔들리지 않게 중심을 잡아.

3 일어나면서 뒤로 보낸 왼발을 그대로 앞으로 쭉 뻗어 힘차게 킥! 2~3번 과정이 1회야. 한쪽 발만 7회 연속 실시한 뒤 반대쪽도 같은 방법으로 7회 실시한 것 까지가 1세트야.

3W1-3

플랭크잭 스쿼트업

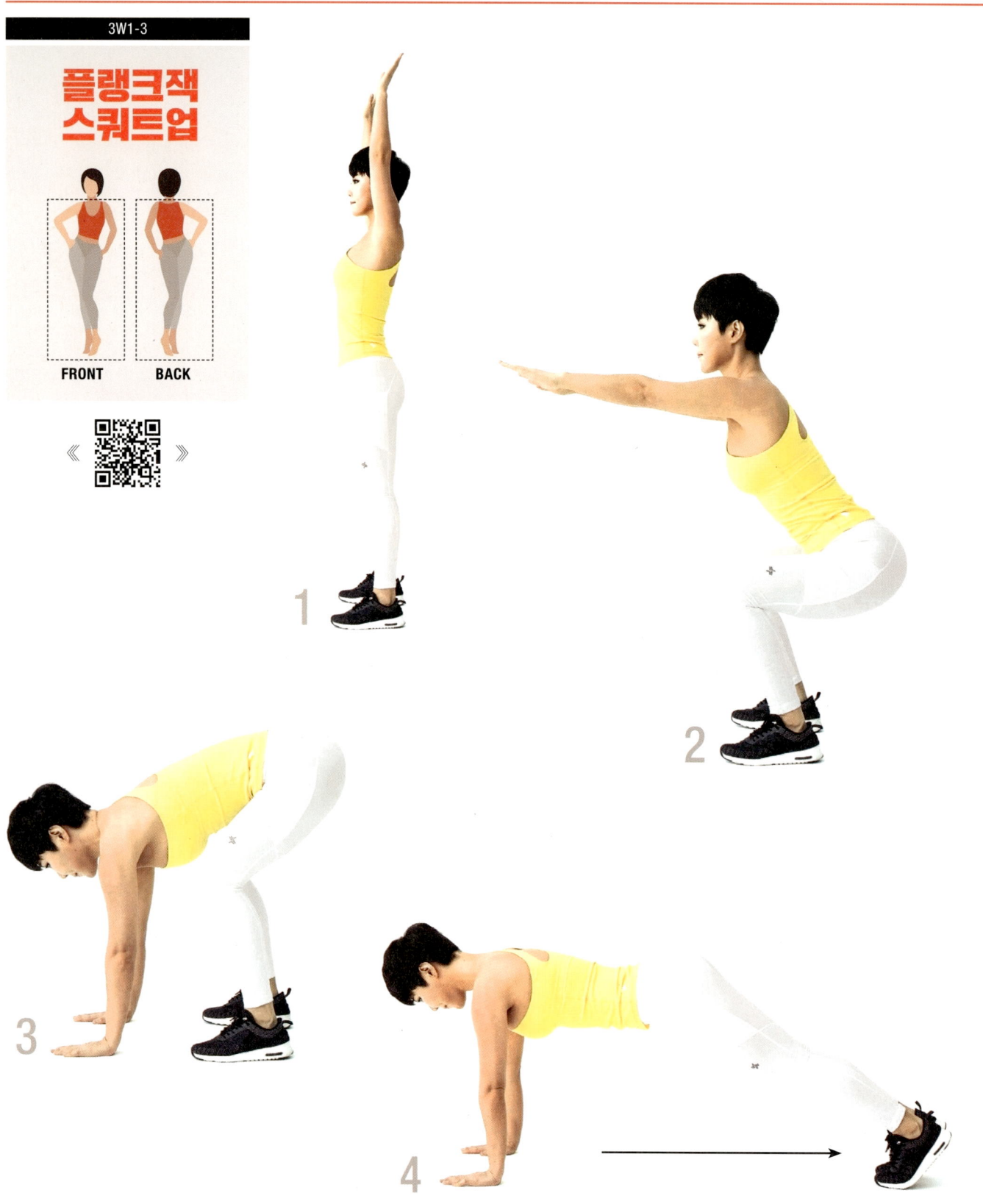

FRONT　　　　BACK

1	바로 서서 양발은 어깨 너비로 벌리고, 양손은 만세하거나 앞으로 나란히!	**2**	스쿼트 자세로 앉아!	**3**	그대로 상체를 숙이고, 양 손 바닥으로 바닥을 짚어.	**4**	점프해서 양발을 뒤로 멀리 보내 엎드려뻗쳐!

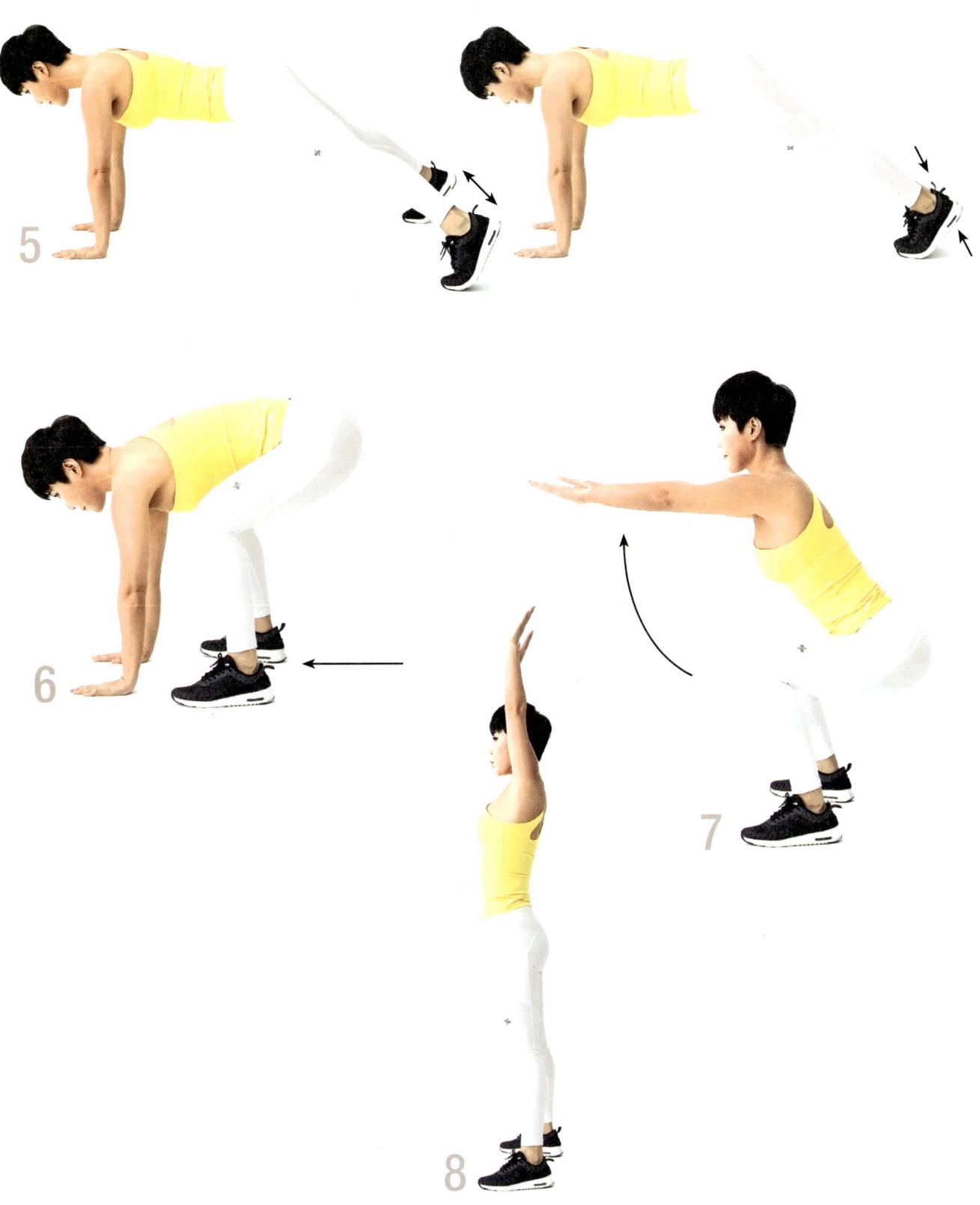

5 점프해서 양발을 넓게 벌렸다가 다시 점프해서 오므려.	**6** 점프해서 양발을 앞으로 가져와.	**7** 허벅지에 힘을 주면서 상체만 일으켜.	**8** 만세하면서 일어서. 여기까지가 1회야.

3W1-4

스쿼트 &
크로스니업

FRONT

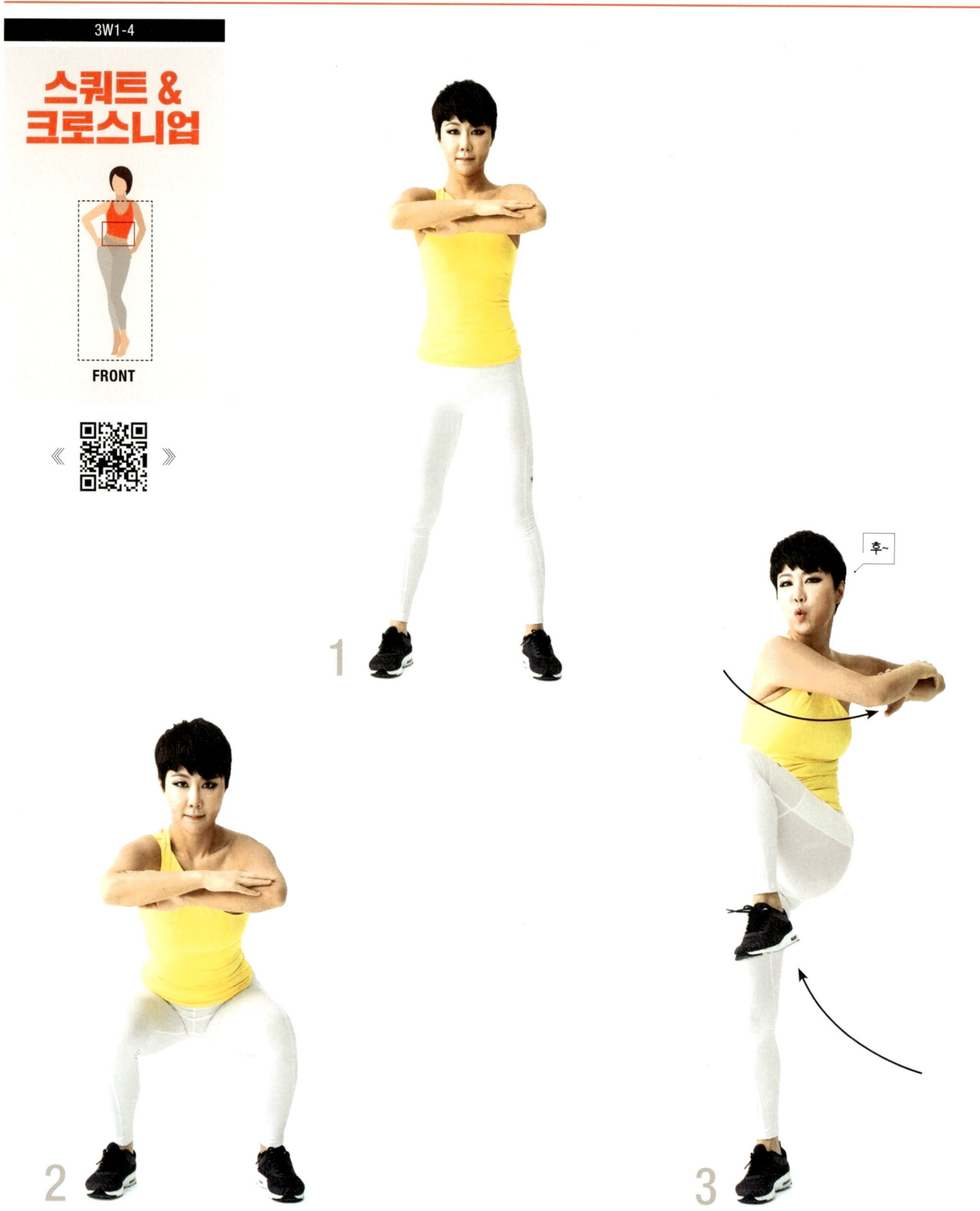

1 바로 서서 양발은 어깨 너비, 양 팔꿈치를 구부려 포갠 후 어깨 높이로 들어 올려.

2 그대로 스쿼트!

3 일어남과 동시에 왼쪽 무릎을 대각선 방향으로 들어 올려. 동시에 상체 는 반대 방향으로 트위스트! 옆구리를 꽉 짜준다는 느낌으로 실시해.

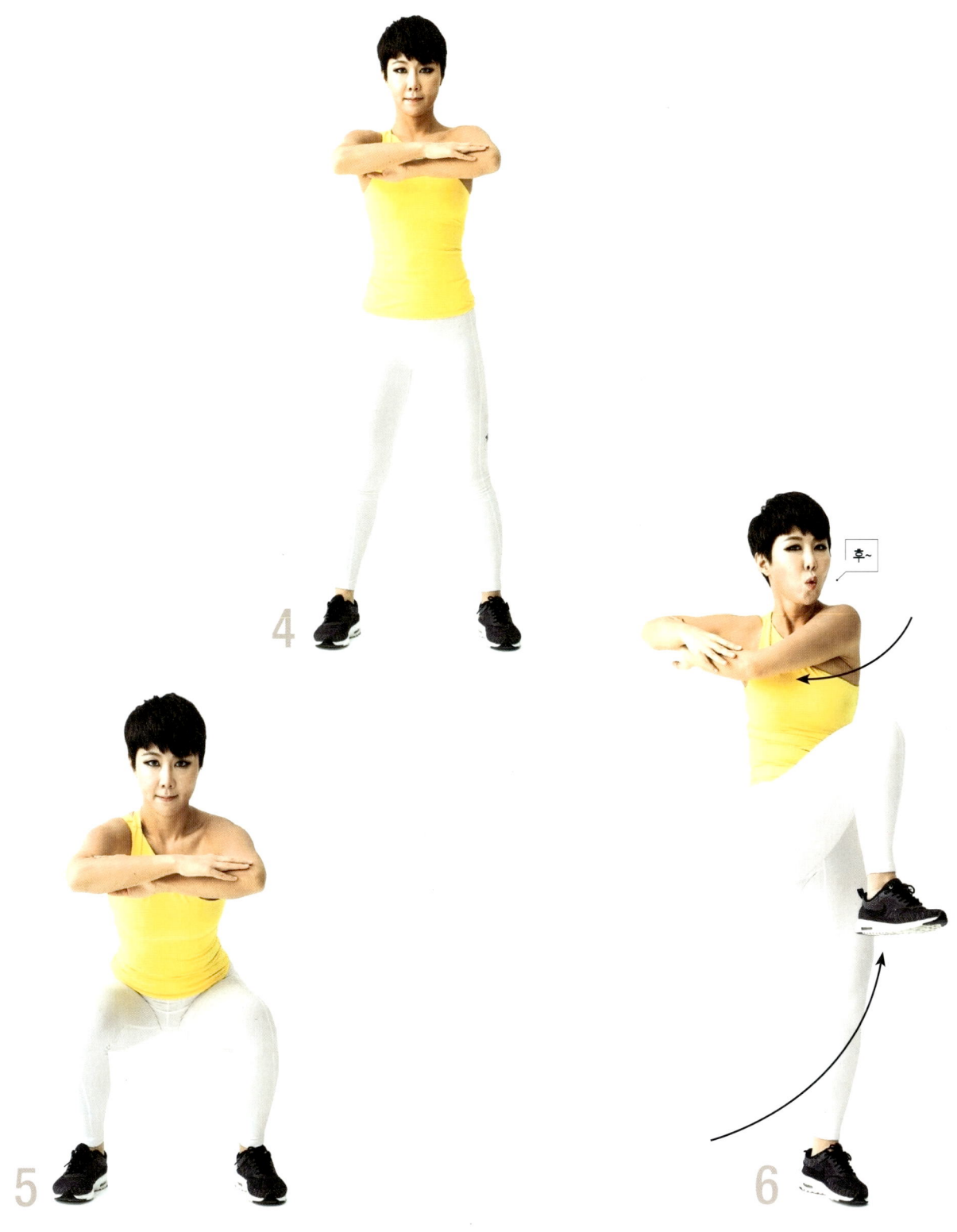

후~

4 바로 서.	**5** 스쿼트 한번 더!	**6** 일어남과 동시에 이번에는 오른쪽 무릎을 대각선 방향으로 들어 올려. 동시에 상체는 반대 방향으로 트위스트! 여기까지가 1회야.

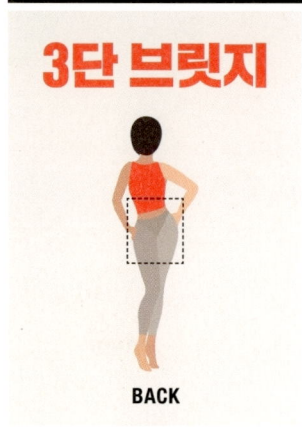

3W1-5

3단 브릿지

BACK

≪ ≫

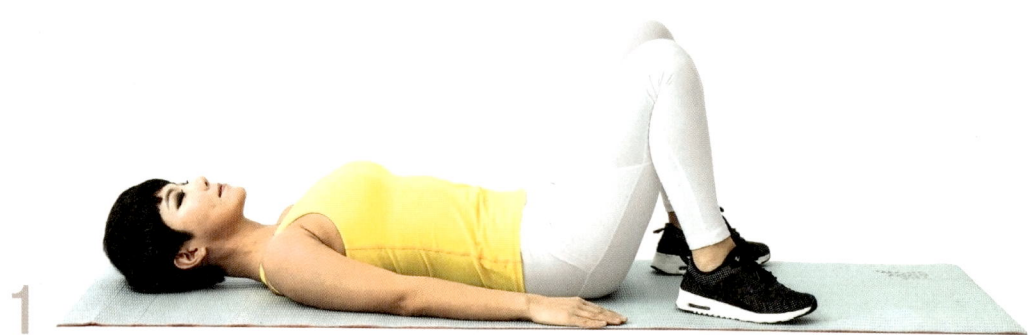

1

후~

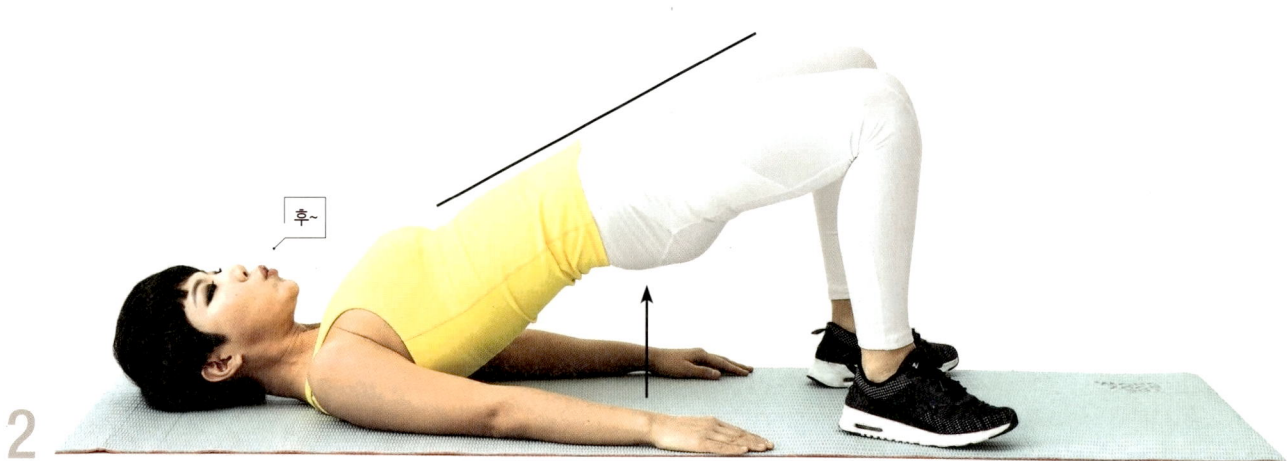

2

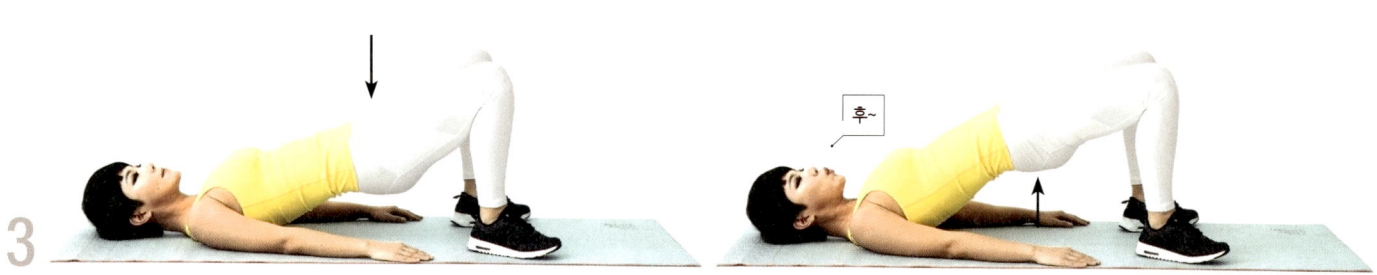

후~

3

1 바닥에 등을 대고 누운 뒤 양발은 골반 너비로 벌리고 양 무릎을 세워. 이때 발끝과 무릎은 바깥쪽을 향하게 하고, 양손은 편하게 내려놔도 돼.

2 양 발바닥으로 바닥을 밀어 내며 천천히 골반을 들어 올려. 몸통부터 허벅지까지 일직선이 되게! 허벅지와 엉덩이 근육에 힘을 빡 주자!

3 그 상태에서 약 3cm 정도만 엉덩이를 내렸다 올리기 3회 실시! 여기까지가 1회야.

3W1-6

포어 암 플랭크 킥백

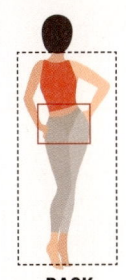

BACK

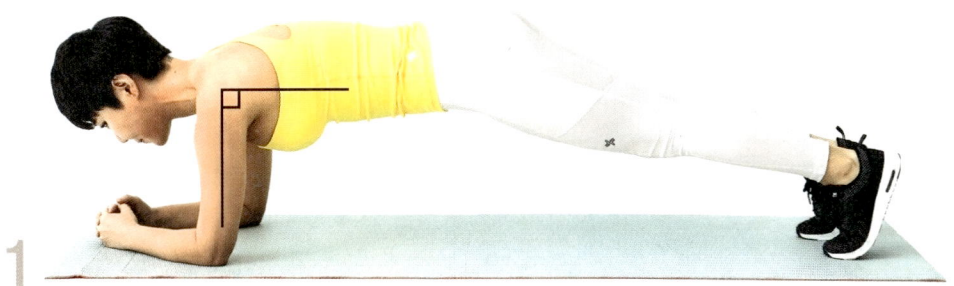

1

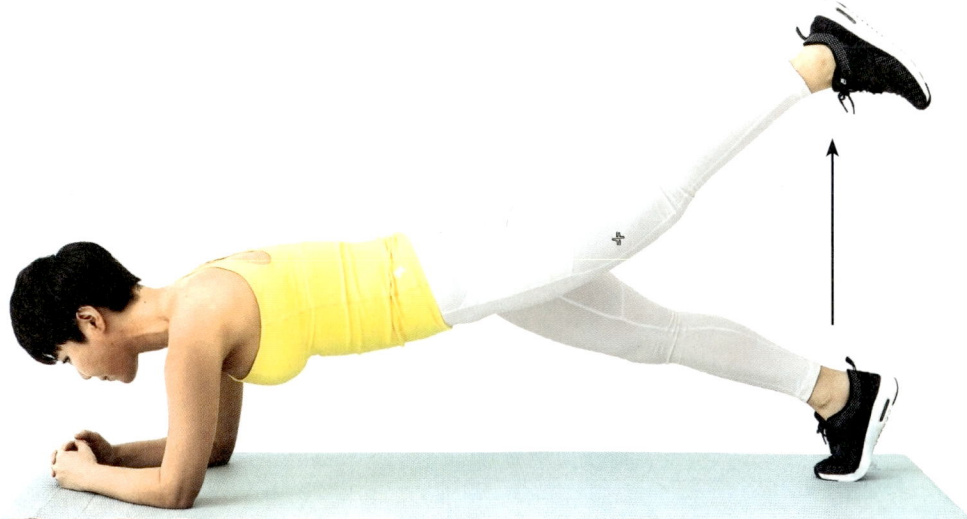

2

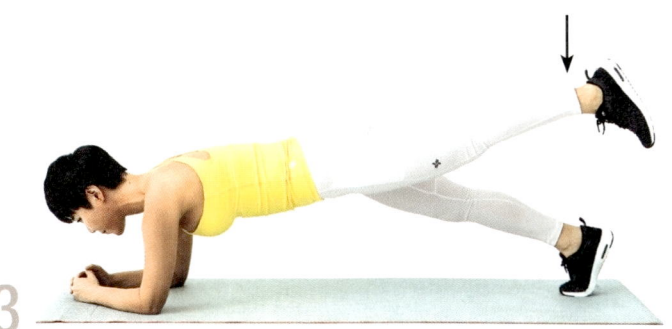

3

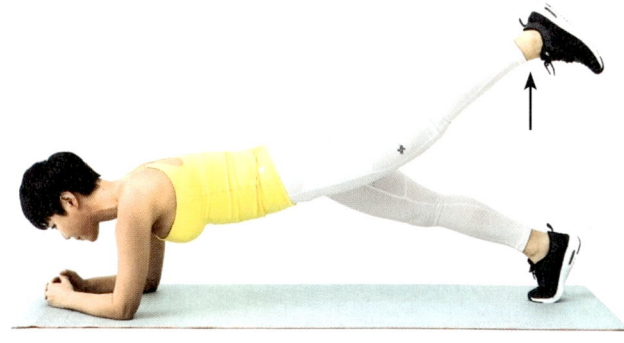

1 엎드려뻗쳐 자세에서 양발은 골반 너비로 벌리고, 양 팔꿈치로 몸을 세워 플랭크 자세를 만들어. 이때 양 팔꿈치는 어깨에서 수직으로 떨어지게 두고, 어깨와 귀는 최대한 멀리! 지금부터 복부에 힘 팍! 주고 동작을 진행할 거야.

2 그 상태에서 왼발을 수직으로 들어 올려.

3 골반이 틀어지지 않게 주의하면서 들어 올린 다리를 약 3cm 정도만 내렸다가 올렸다 3회 실시! 여기까지가 1회야. 한쪽 발만 7회 연속 실시한 뒤 반대쪽도 같은 방법으로 7회 실시한 것까지가 1세트야!

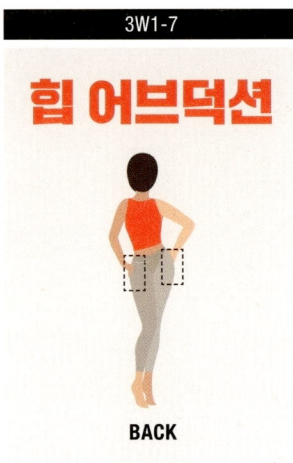

3W1-7

힙 어브덕션

BACK

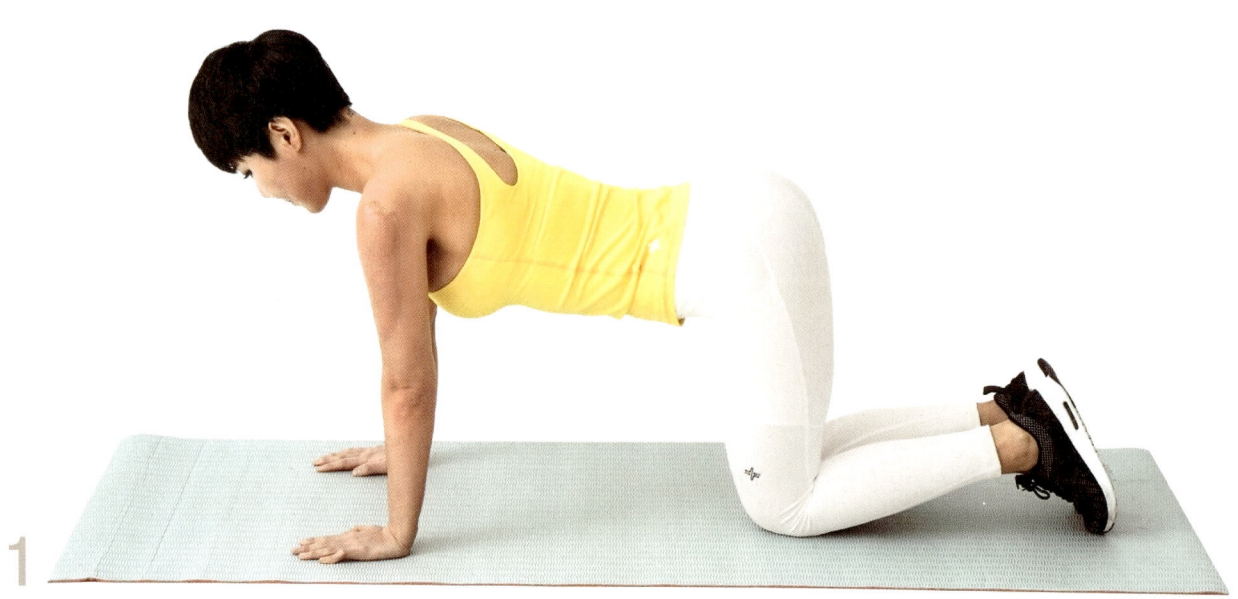

1

---

1 네발기기 자세로 엎드려 양발은 붙이고, 양팔은 어깨 너비로 벌려줘.

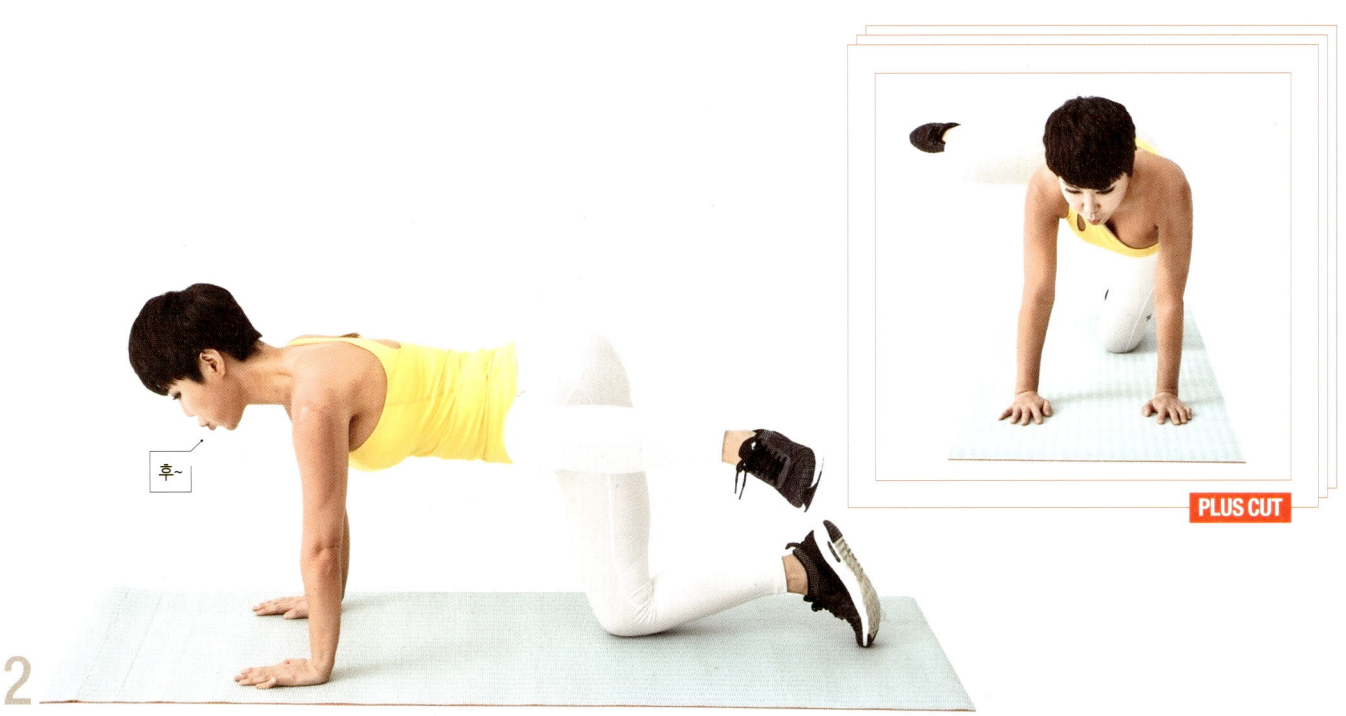

2

후~

PLUS CUT

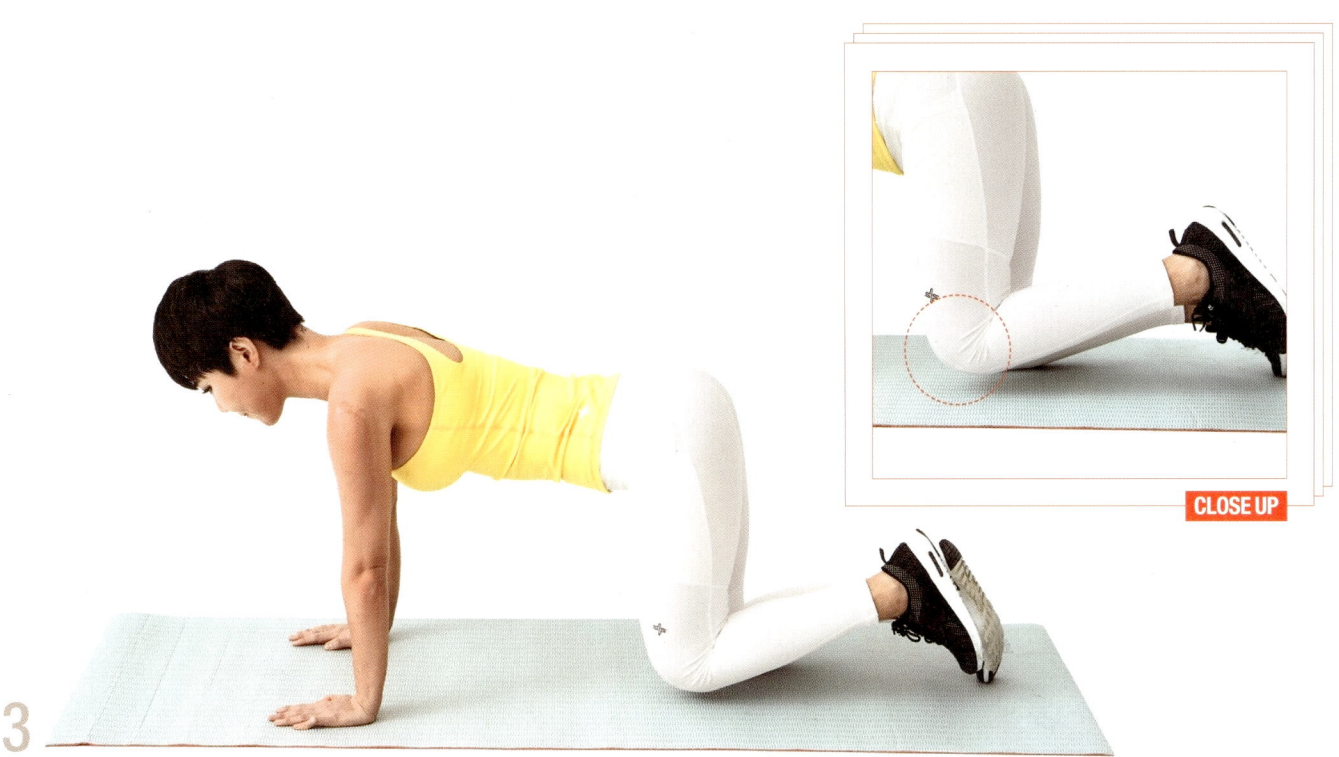

3

CLOSE UP

2 골반이 틀어지지 않게 주의하면서 왼쪽 다리를 옆으로 들어 올려. 엉덩이 옆 부분에 자극이 느껴지는 높이까지 들어 올리면 돼.

3 들어 올린 다리를 바닥에 닿기 직전까지 내려줘. **2~3**번 과정이 1회야. 한쪽 발만 7회 연속 실시한 뒤 반대쪽도 같은 방법으로 7회 실시한 것까지가 1세트야!

3week

📅 **T** 화요일 **+ T** 목요일 **+ S** 토요일

📢 조각처럼 아름답게 몸을 빚어보자!

3W2-1

스탠딩 크로스니업

FRONT

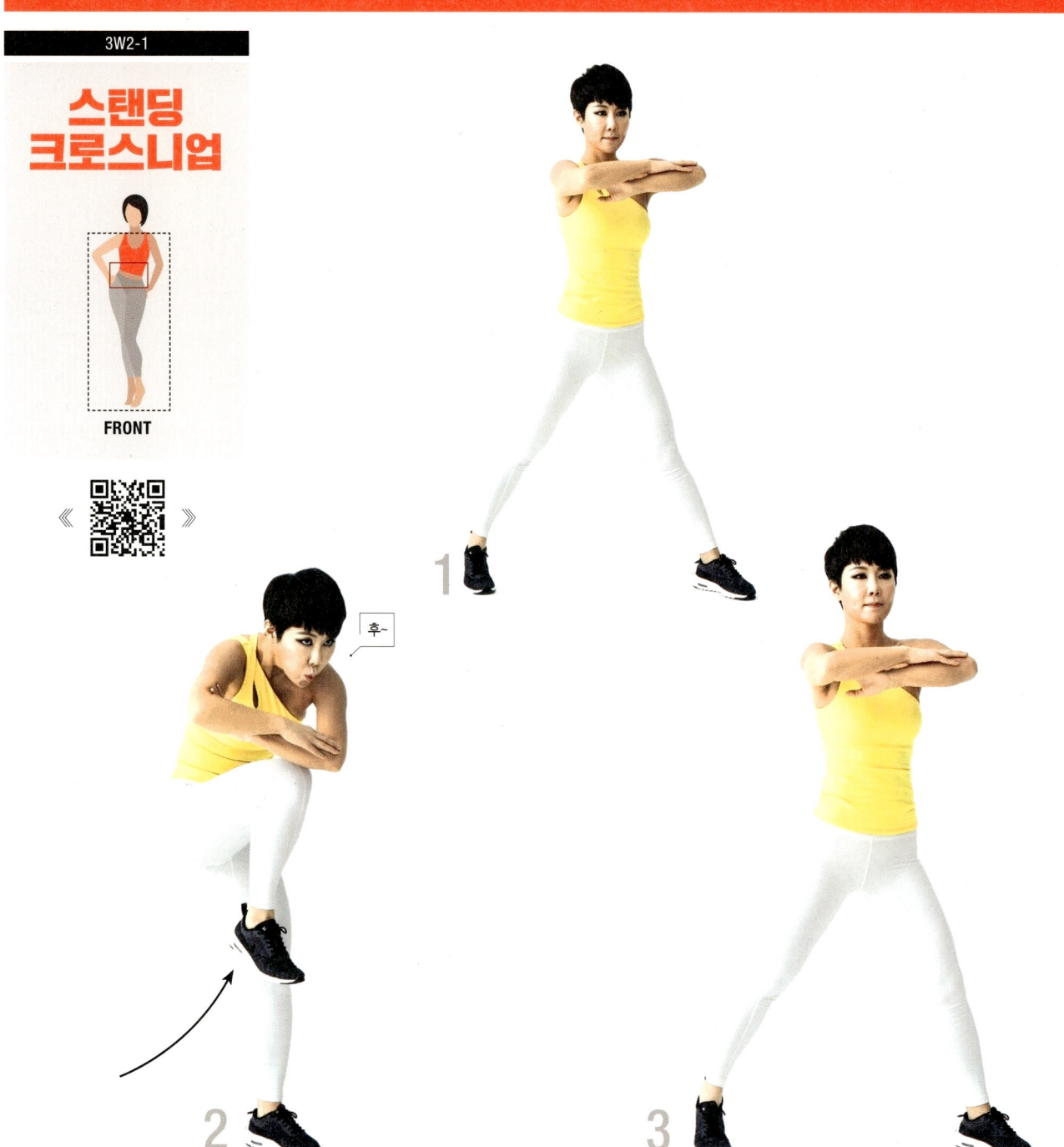

후~

1 바로 서서 양발은 넓게 벌리고, 양 팔꿈치는 포개서 어깨 높이로 올려. 그 상태에서 몸을 살짝 왼쪽으로 틀어줘.

2 오른쪽 무릎을 대각선 방향으로 힘차게 들어 올려! 팔과 무릎이 닿을 수 있게끔 상체도 동그랗게 말아주고!

3 자세를 풀면서 들어 올린 발로 바닥을 콕 찍어! 한쪽 발만 7회 연속 실시한 뒤 반대쪽도 같은 방법으로 7회 실시한 것까지가 1세트야!

3W2-2

스탠딩
사이드니업

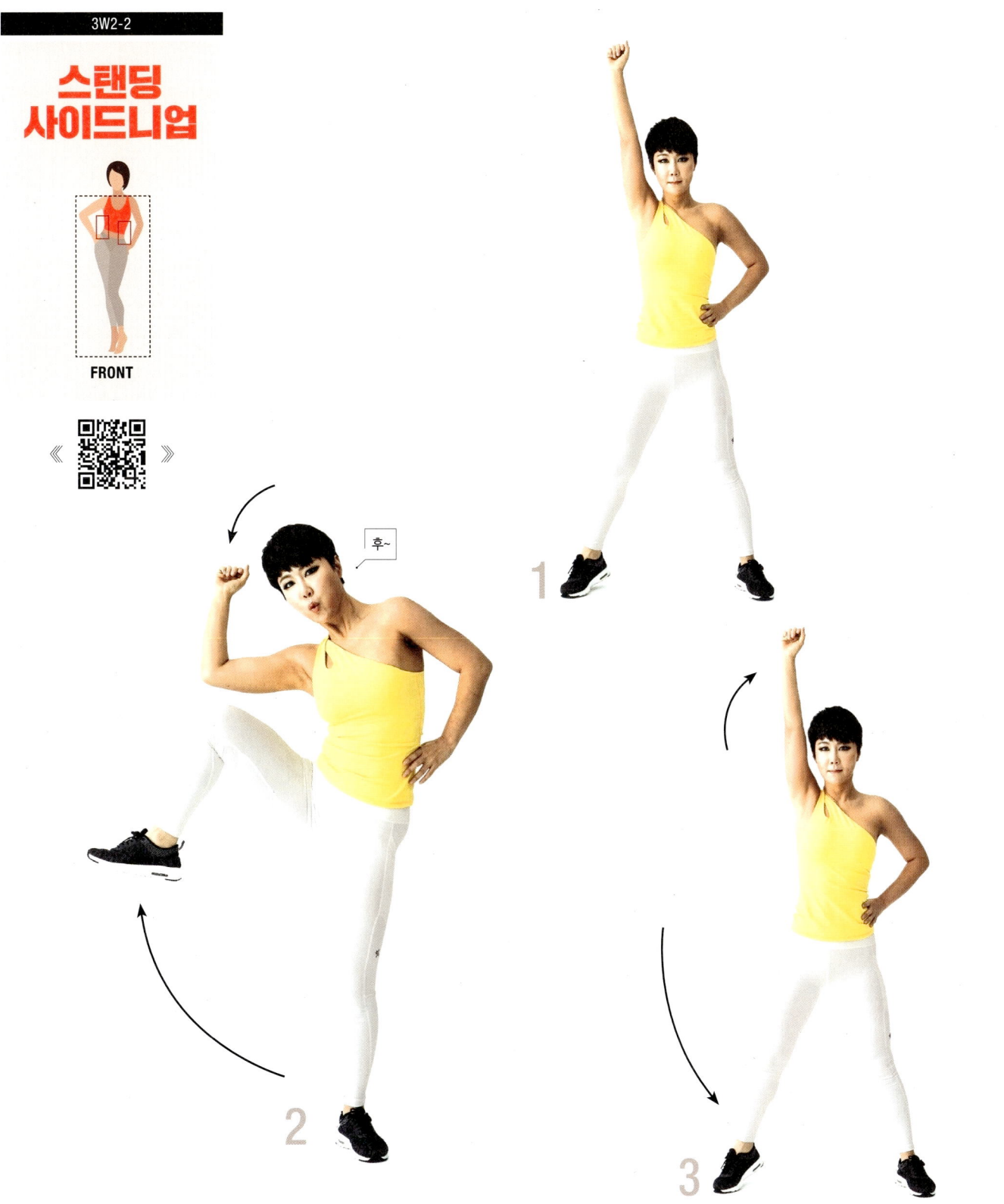

FRONT

《 〉》

후~

1

2

3

1	바로 서서 양발을 넓게 벌리고, 오른팔을 위로 뻗어.
2	오른쪽 무릎과 오른쪽 팔꿈치가 서로 만날 듯 말 듯 옆구리에 힘을 주면서 당겨. 왼쪽 옆구리가 늘어나는 게 느껴지지?
3	자세를 풀면서 원위치! 한쪽만 7회 연속 실시한 뒤 반대쪽도 같은 방법으로 7회 실시한 것까지가 1세트야!

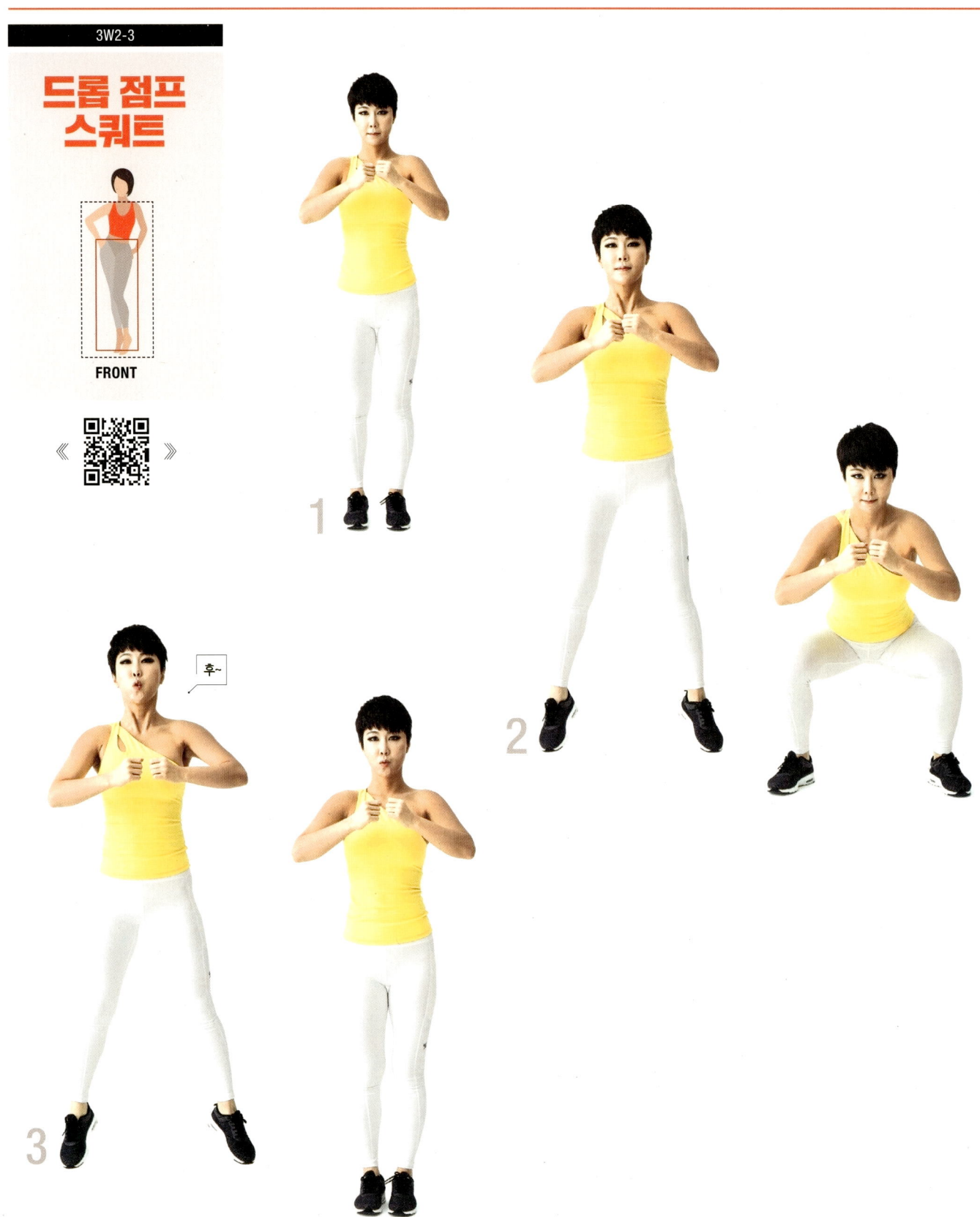

3W2-3

드롭 점프 스쿼트

FRONT

후~

1 바로 서서 양발은 골반 너비로 벌리고, 양 손은 자유롭게 둬.

2 가볍게 점프하면서 동시에 양발을 넓게 벌 려 앉으며 스쿼트!

3 다시 가볍게 점프하면서 일어나. 여기까지가 1회야.

3W2-4

플랭크 크로스니턱 &파이크

FRONT BACK

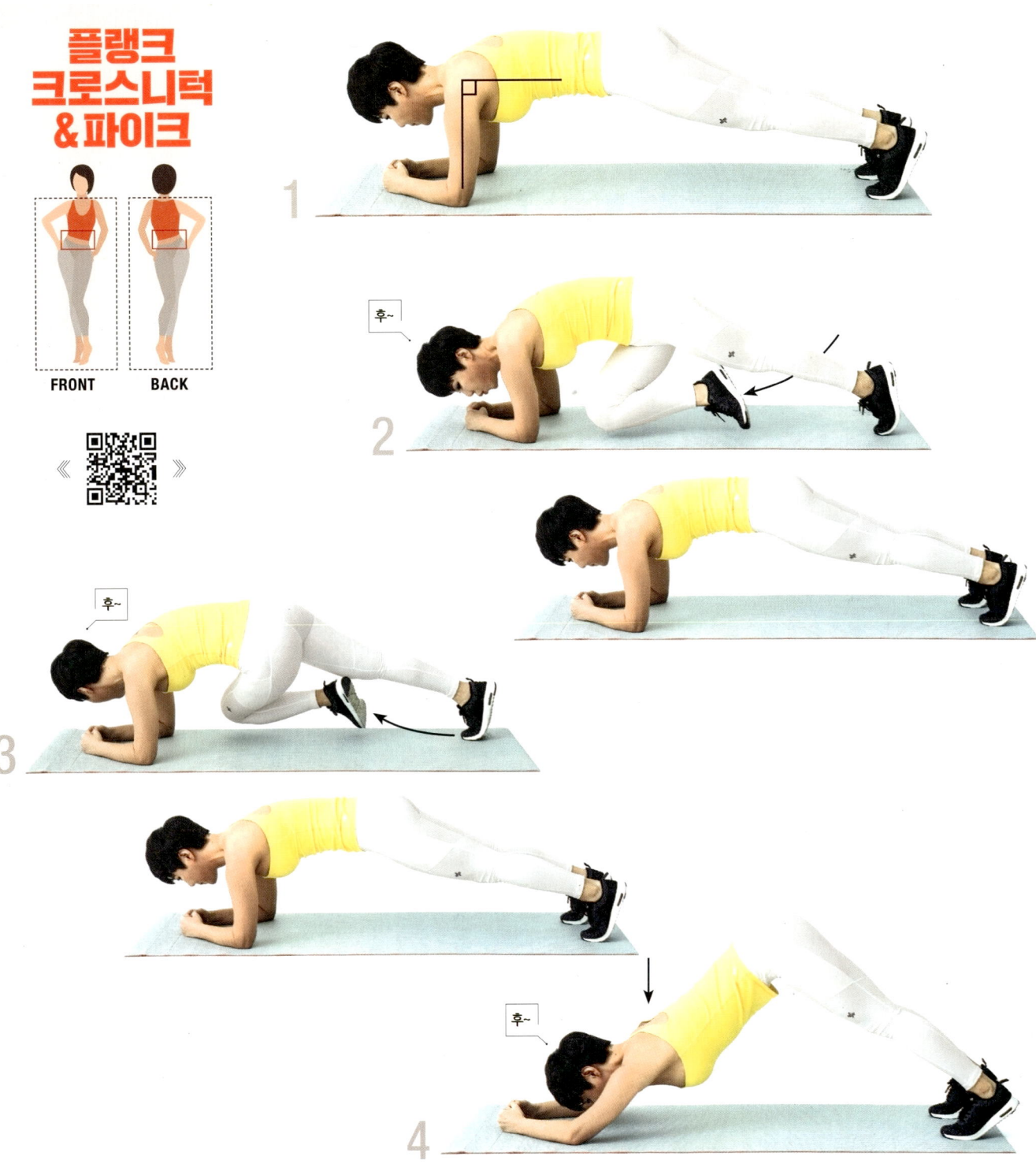

1

후~

2

후~

3

후~

4

---

1 엎드려뻗쳐 자세에서 양발은 골반 너비로 벌리고, 양 팔꿈치로 몸을 세워 플랭크 자세를 만들어. 이때 양 팔꿈치는 어깨에서 수직으로 떨어지게 두고, 어깨와 귀는 최대한 멀리! 지금부터 복부에 힘 팍! 주고 동작을 진행할 거야.

2 복부에 힘을 주면서 오른쪽 무릎을 대각선 방향으로 쭉 끌어 당겼다가 원위치!

3 왼쪽 다리도 대각선 방향으로 쭉 끌어 당겼다가 원위치!

4 엉덩이를 높이 들어 올리면서 등을 바닥으로 쭉쭉 밀어 스트레칭해! 여기까지가 1회야.

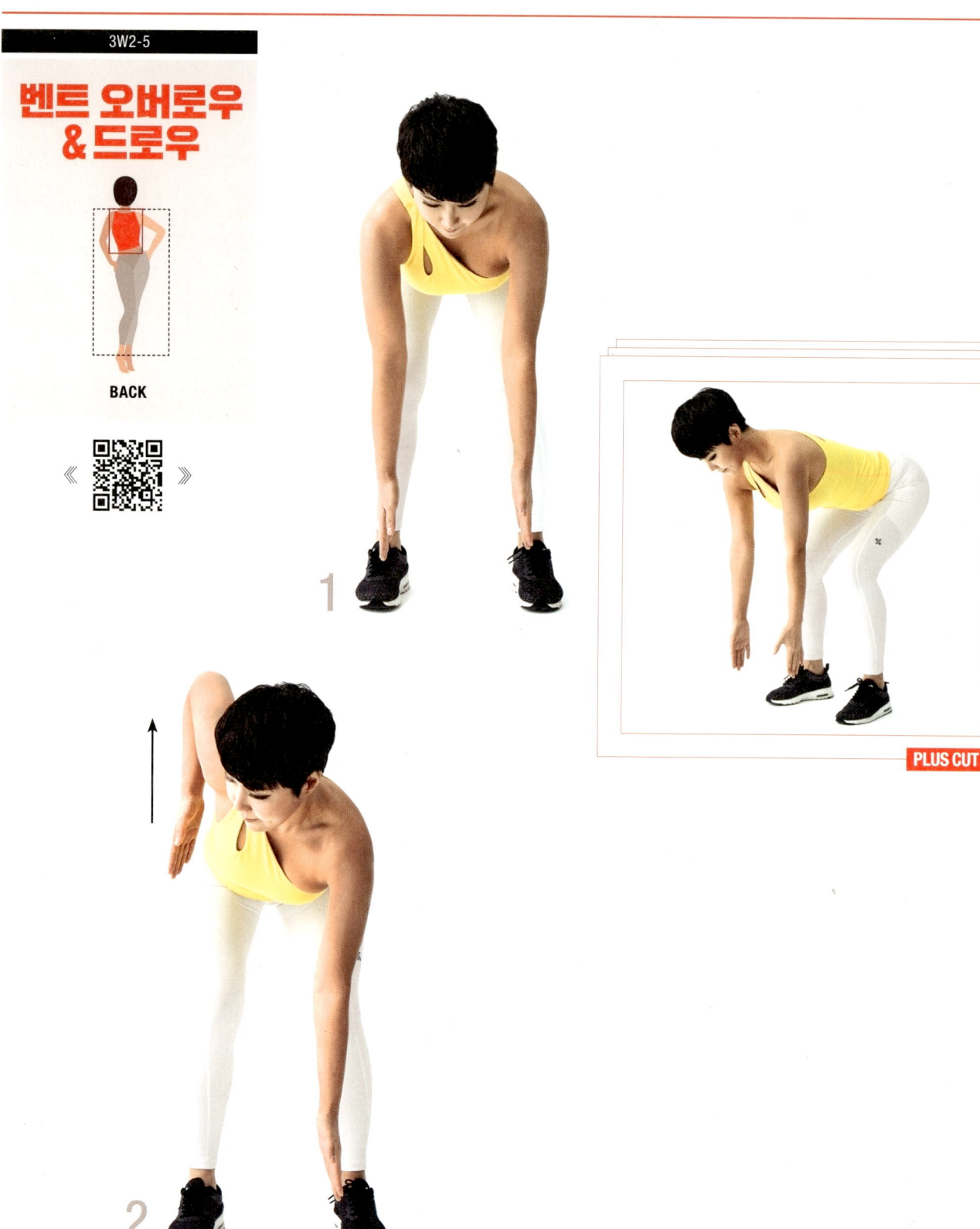

3W2-5

벤트 오버로우
& 드로우

BACK

≪ [QR code] ≫

PLUS CUT

1 바로 서서 양발을 어깨 너비로 벌리고, 가슴을(허리를) 편 상태로 상체를 앞으로 기울여. 이때 무릎은 살짝 구부리고, 양팔은 어깨와 수직으로 내려놔! 상체를 기울이는 정도는 허리가 펴진 상태를 유지할 수 있을 때까지야. 무리해서 숙이지는 마.

2 오른팔을 접어서 옆구리 쪽으로 끌어 올려.

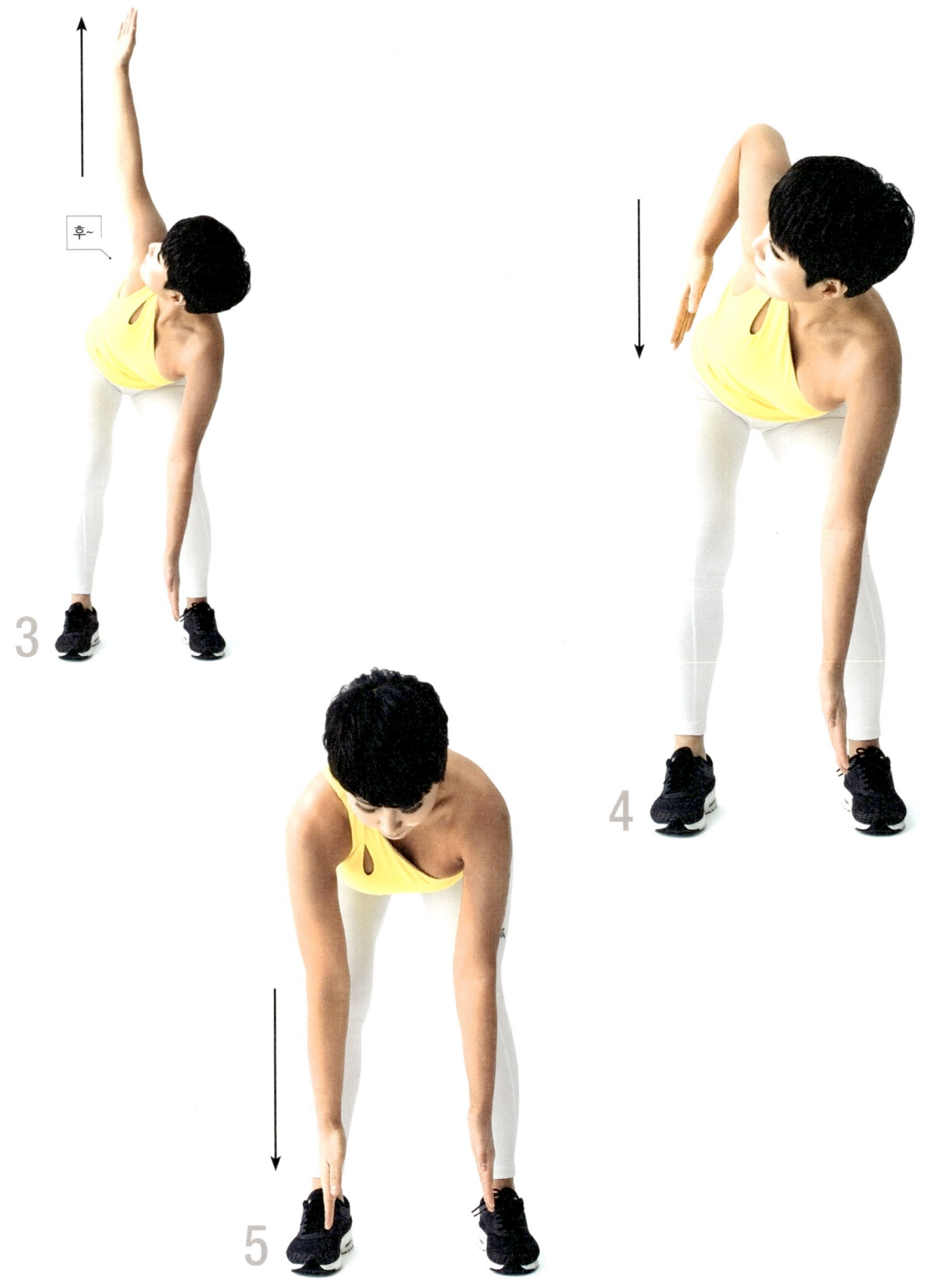

후~

3

5

4

3 들어 올린 오른팔을 하늘로 쭉 뻗어줘. 옆구리가 스트레 칭되면서 등살이 꽉 조여지는 걸 느껴봐. 시선은 손끝을 따라가면 돼.

4 오른팔을 접어서 **2**번 자세 로 돌아와.

5 오른팔을 완전히 내려 **1**번 자세로 돌아와. 반대 쪽도 같은 방법으로 실시해. 여기까지가 1회야.

3W2-6

플랭크 잭&
파이크

FRONT   BACK

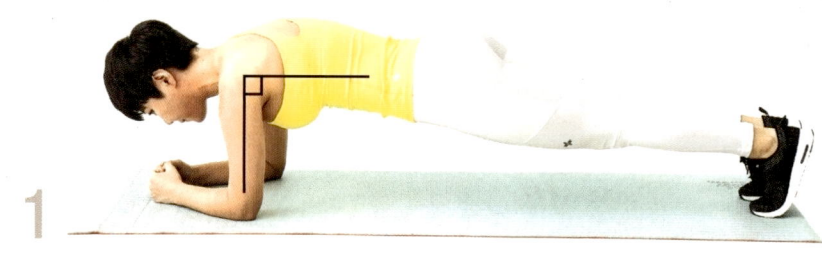

1

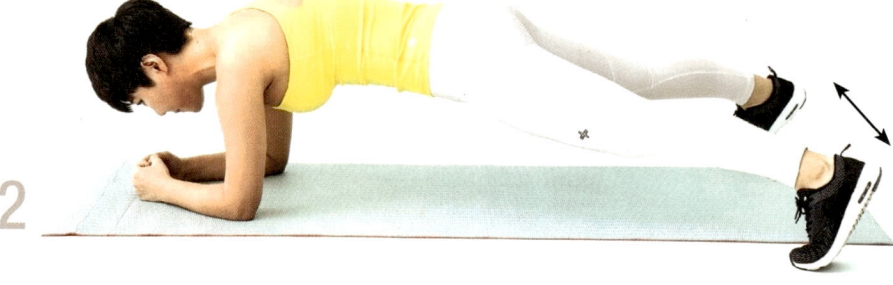

2

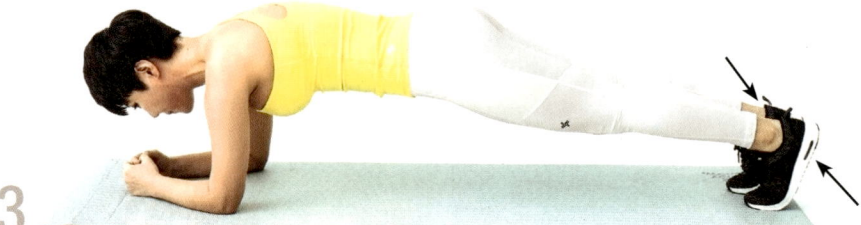

3

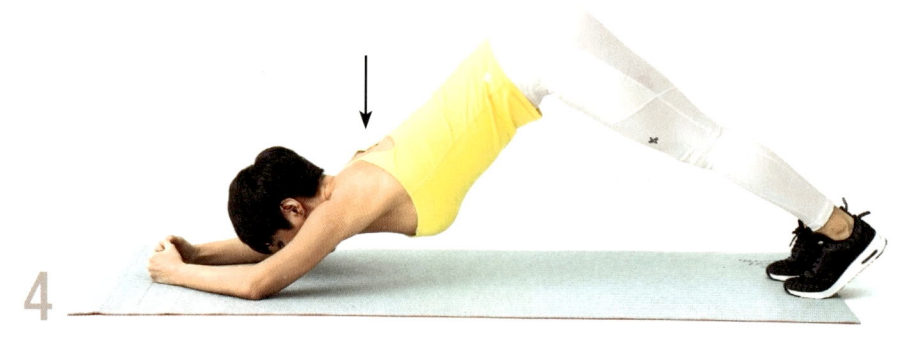

4

1 엎드려뻗쳐 자세에서 양발은 골반 너비로 벌리고, 양 팔꿈치로 몸을 세워 플랭크 자세를 만들어. 이때 양 팔꿈치는 어깨에서 수직으로 떨어지게 두고, 어깨와 귀는 최대한 멀리! 지금부터 복부에 힘 팍! 주고 동작을 진행할 거야.

2 점프해서 양발을 넓게 벌려.

3 다시 점프해서 양발 원위치!

4 엉덩이를 높이 들어 올리면서 등을 바닥으로 쭉쭉 밀어 스트레칭해! 여기까지가 1회야.

3W2-7

플러터 니럭

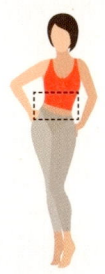

FRONT

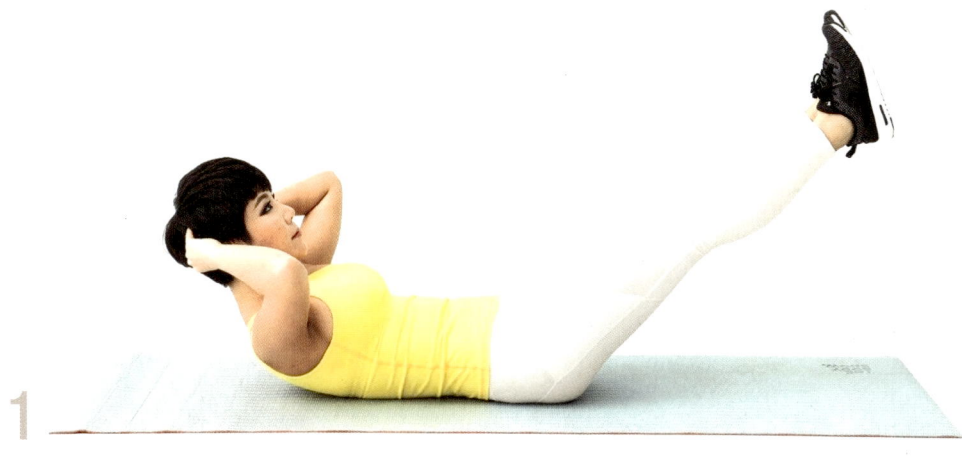

1

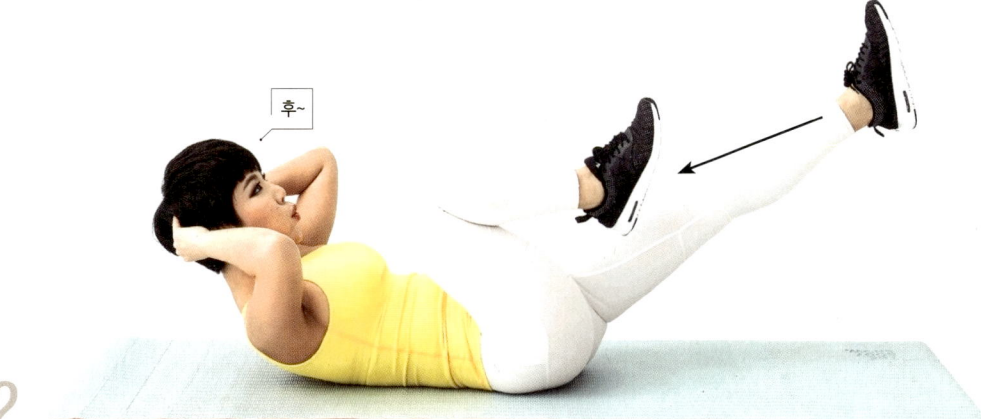

후~

2

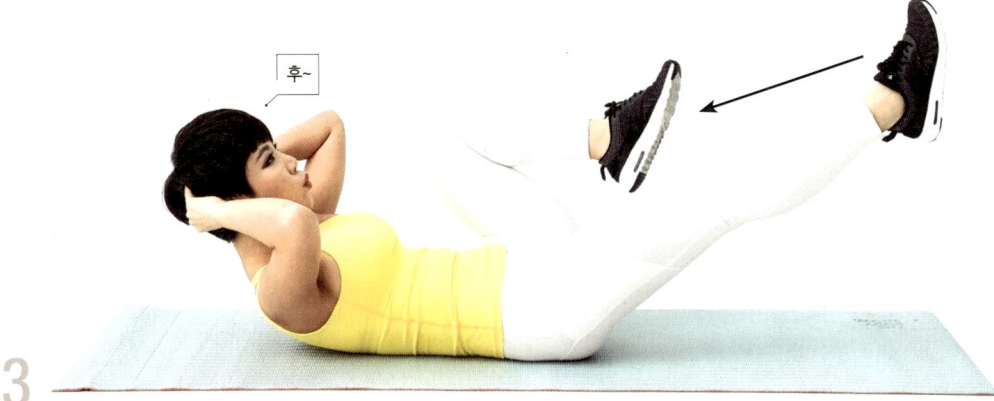

후~

3

1 바닥에 등을 대고 누운 뒤 상체와 양발을 들어 올리고, 양손은 귀 옆에 가볍게 얹어.

2 복부에 힘을 주면서 오른발을 가슴 쪽으로 끌어 당겨.

3 오른발과 교차하며 왼발을 가슴쪽으로 끌어 당겨. **2~3**번 과정이 1회야.

4week

4W1-1

사이드 런지 & 팔 모으기

FRONT

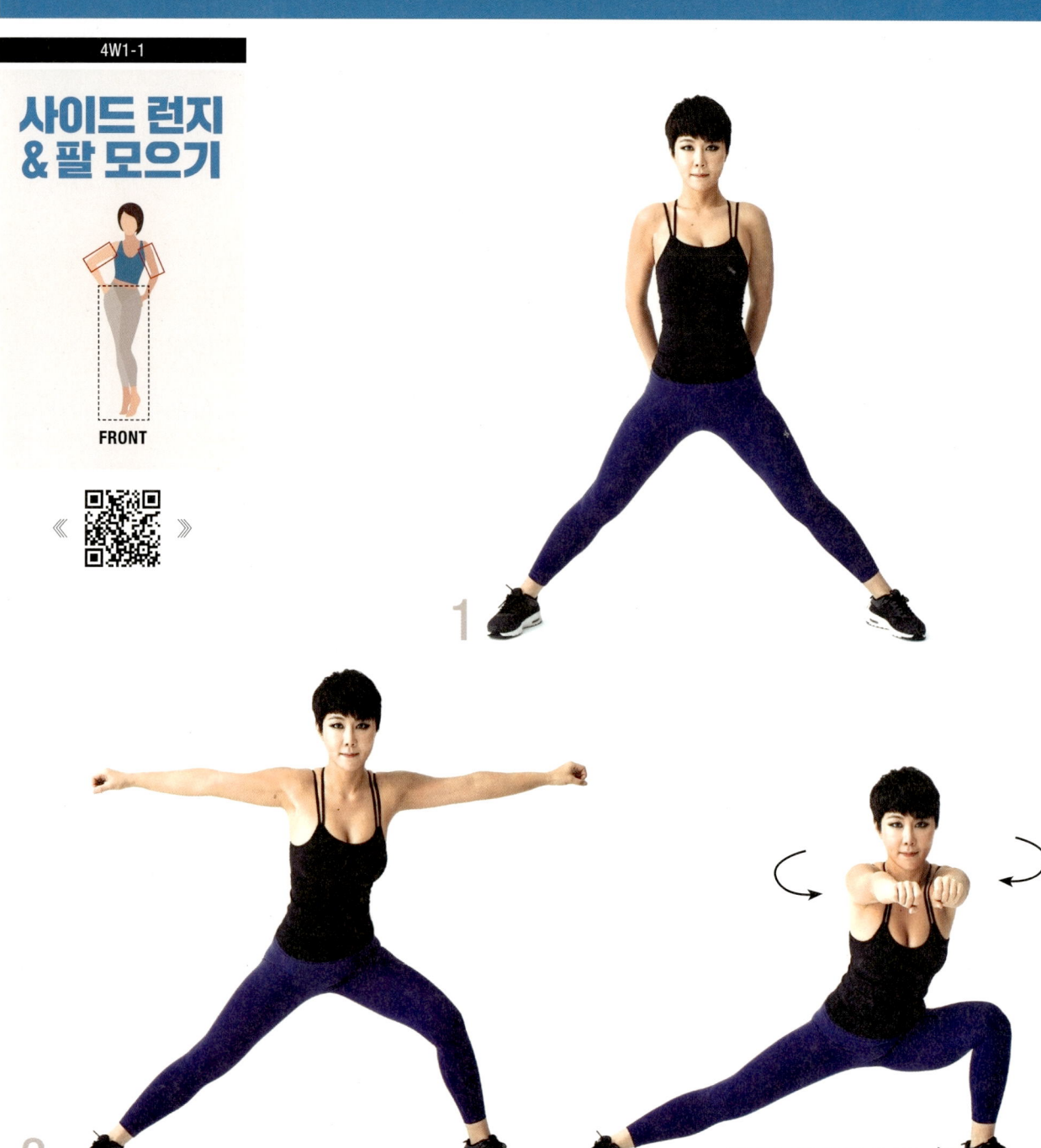

1

2

---

1 바로 서서 양발은 어깨 너비보다 넓게 벌리고, 발끝은 바깥쪽으로 벌려줘. 이때 양손은 등뒤로 숨겨두고.

2 상체를 왼쪽으로 이동시키며 천천히 앉아. 동시에 양손으로 원을 그리며 어깨 높이에서 앞으로 나란히!

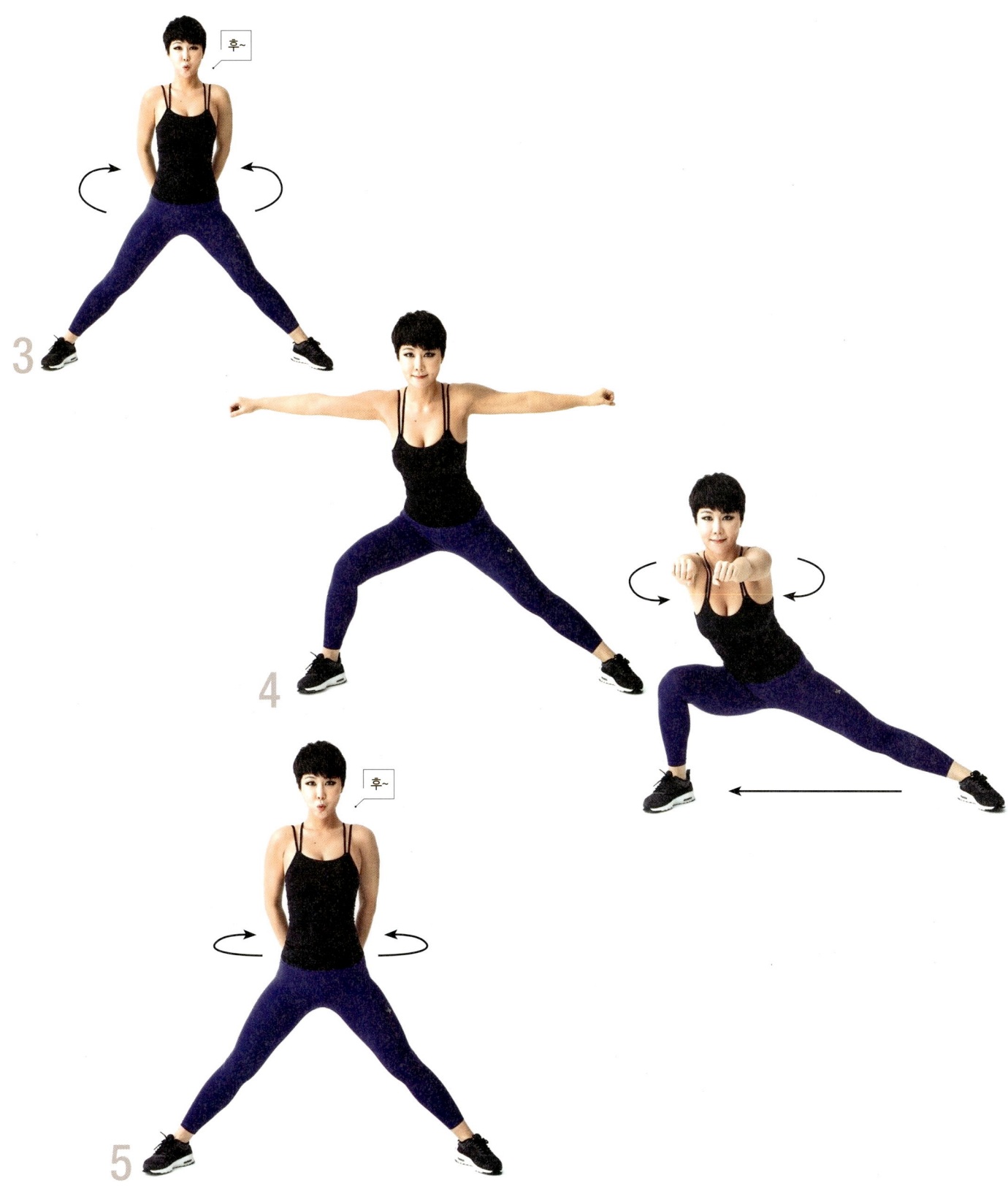

3 양손으로 다시 원으로 그리며 등 뒤로 숨기고 천천히 일어나.	**4** 상체를 오른쪽으로 이동시키며 천천히 앉아. 동시에 양손으로 원을 그리며 어깨 높이에서 앞으로 나란히!

5 양손으로 다시 원을 그리며 등 뒤로 숨기고 천천히 일어나. 여기까지가 1회야.

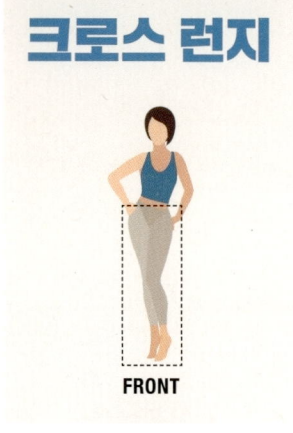

4W1-2

크로스 런지

FRONT

《 1 》

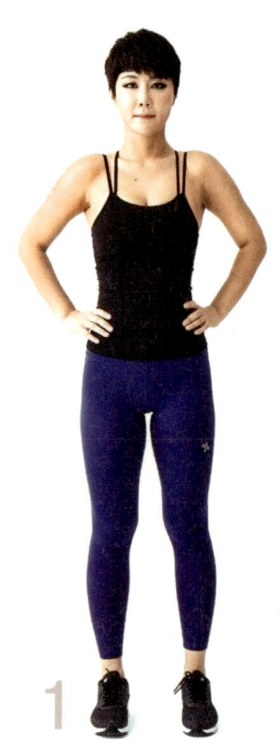

1

2

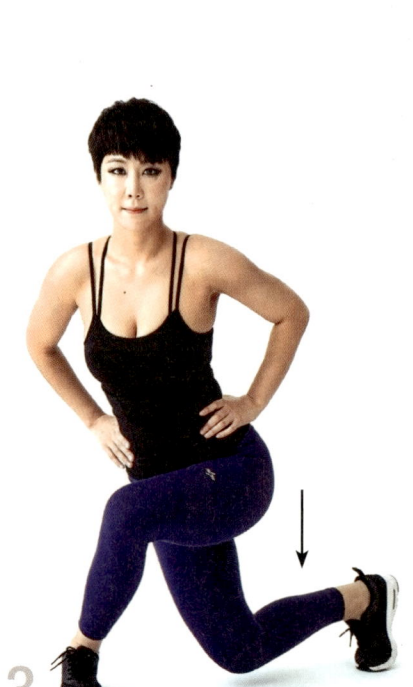

3

후~

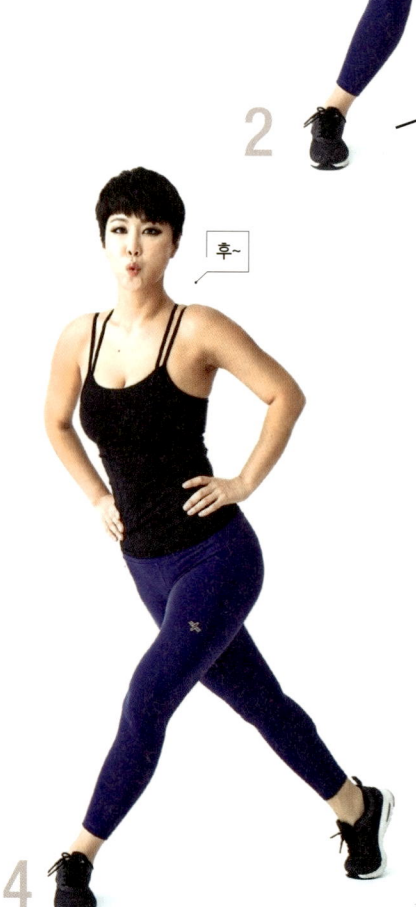

4

1 바로 서서 양발은 골반 너비로 벌리고, 양손은 허리에 올려놔.

2 오른쪽 다리를 대각선 뒤로 멀리 뻗어 까치발!

3 상체가 앞으로 쏠리지 않게 주의하면서 뒷발 무릎이 바닥에 닿기 직전까지 앉아. 왼쪽 엉덩이를 바깥쪽으로 밀어낸다는 느낌으로 앉으면 돼.

4 그대로 일어서. 3~4번 과정이 1회, 한쪽만 7회 연속 실시한 뒤 반대쪽도 같은 방법으로 7회 실시한 것 까지가 1세트야!

4W1-3

원 레그
브릿지

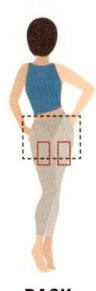

BACK

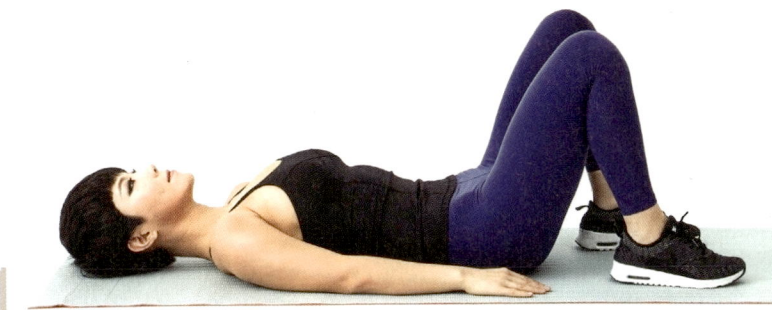

1

후~

2

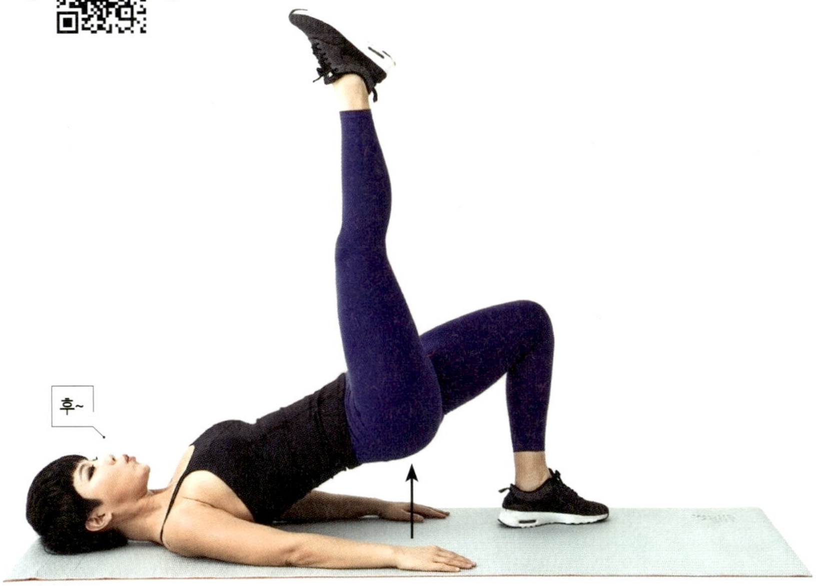

3

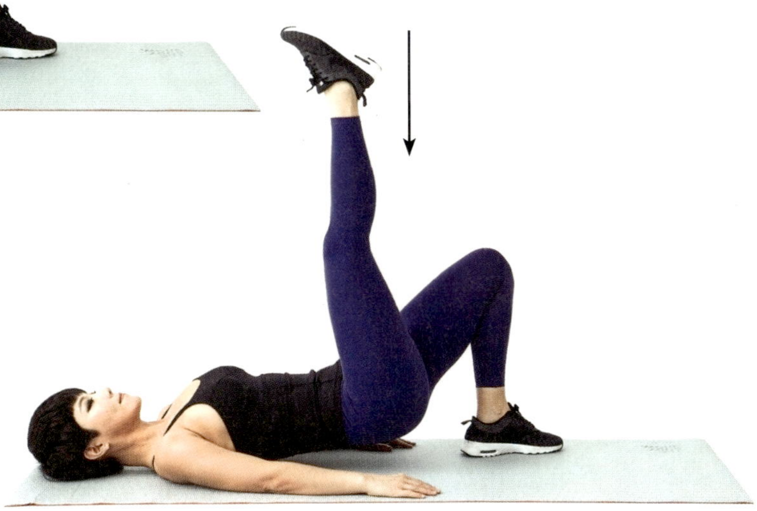

1	바닥에 등을 대고 누운 뒤 양 무릎을 세워! 이때 양 발끝과 무릎은 바깥쪽을 향하게 살짝 벌리고, 양손은 편하게 내려놔.	2	골반을 천천히 들어 올리며 브릿지! 동시에 오른발을 높이 들어 올려. 하늘을 콕 찌른다는 느낌으로!	3	엉덩이가 바닥에 닿기 직전까지 천천히 내려와. 2~3번 과정이 1회, 한쪽만 7회 연속 실시한 뒤 반대쪽도 같은 방법으로 7회 실시한 것 까지가 1세트야!

4W1-4

버피 스쿼트 홀딩

FRONT   BACK

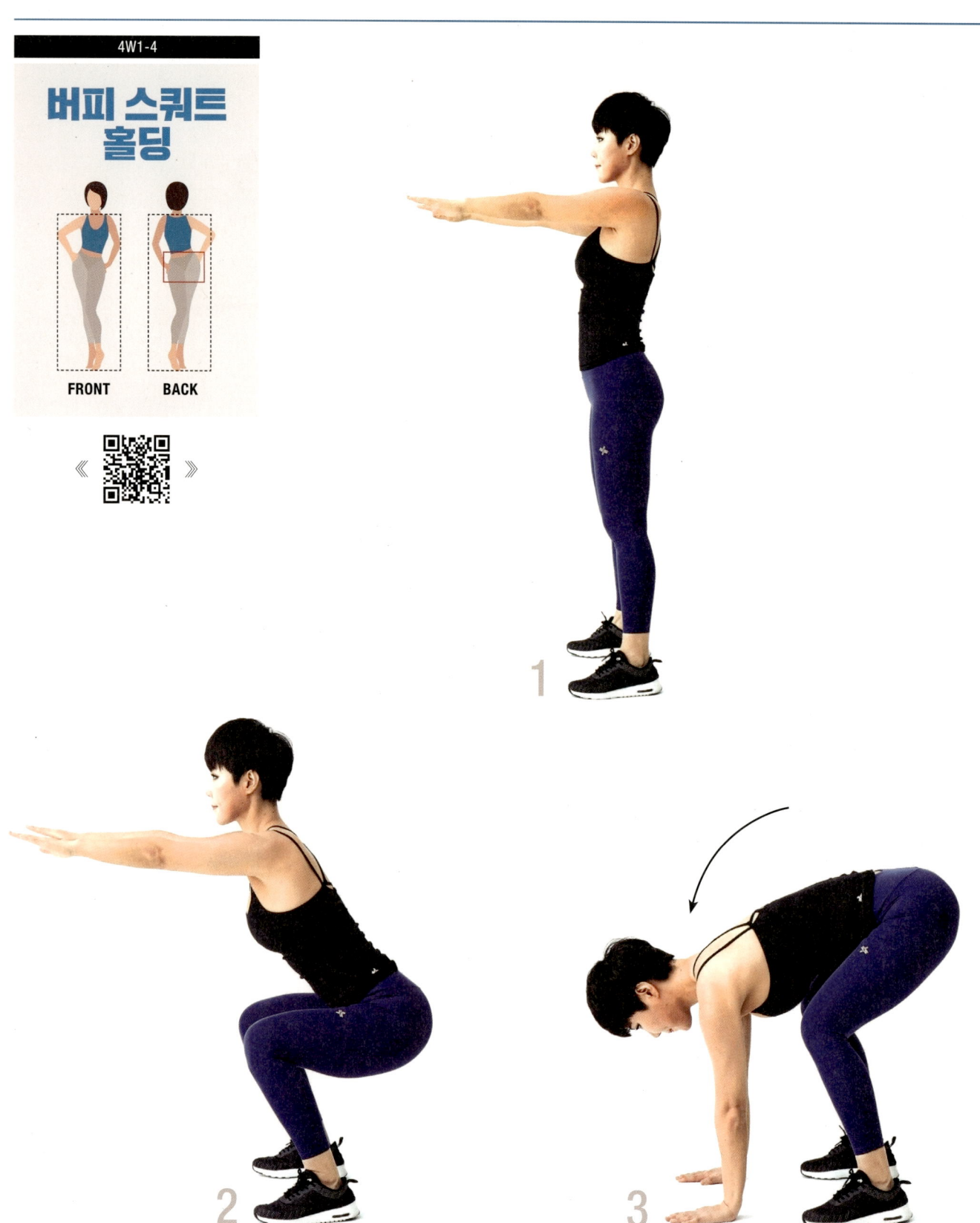

| 1 | 바로 서서 양발은 어깨 너비로 벌리고, 양팔은 앞으로 나란히! | 2 | 스쿼트! | 3 | 그대로 상체를 숙이고 양 손바닥으로 바닥을 짚어. |

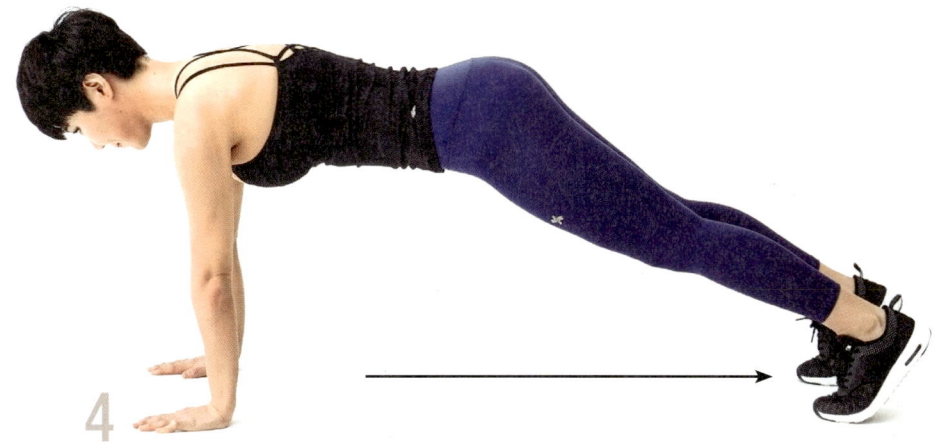

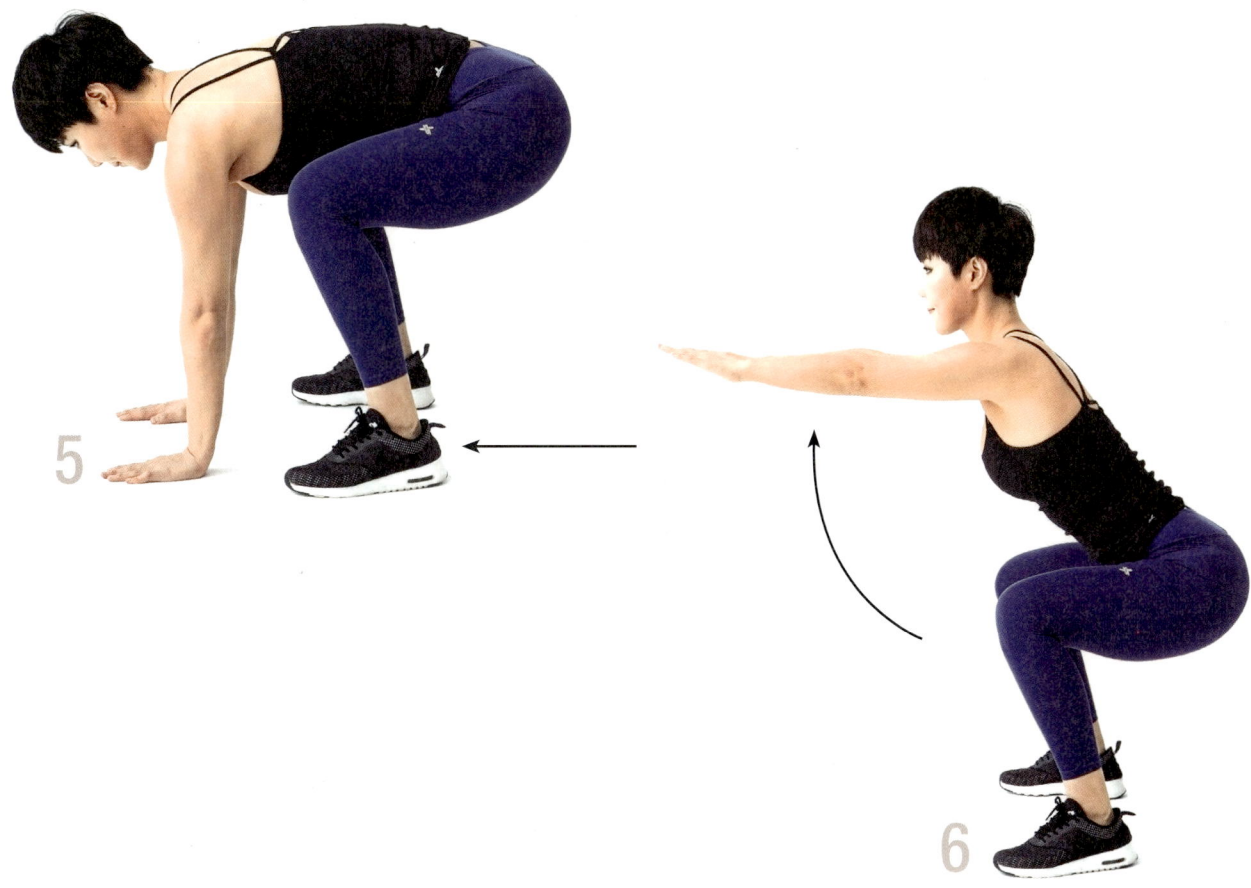

4 점프해서 양발을 뒤로 보내
엎드려뻗쳐!

5 다시 점프해서 양발을 앞으로 가져와. 이때
양발은 어깨 너비 간격으로 돌아와야 해.

6 상체만 일으킨 뒤 3초간 정지! 일어서지 말고 바로 **3**번 과
정으로 이어서 진행하면 돼. **2~6**번 과정이 1회야.

4W1-5

백 런지 &
로우

FRONT　　　BACK

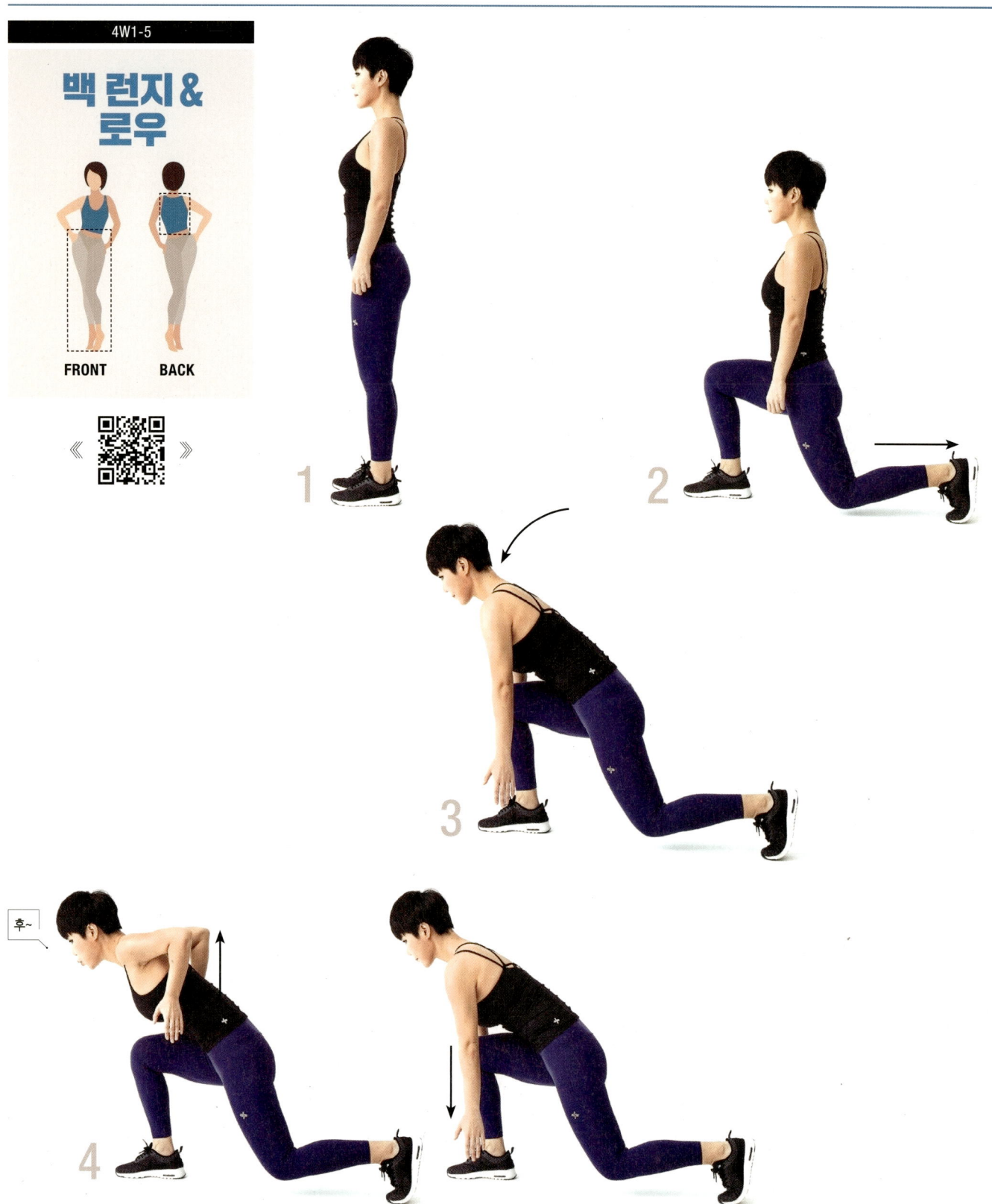

후~

1	바로 서서 양발은 골반 너비로 벌리고, 양손은 편하게 내려놔.
2	왼발을 뒤로 보내며 앞다리는 ㄱ, 뒷다리는 ㄴ 자를 만들어 앉아! 런지 자세야.
3	상체를 살짝 숙이고, 양 손은 바닥으로 내려.
4	양 팔꿈치를 위로 끌어 당겼다가 내려놔. 날개뼈를 꽉 짠다는 느낌으로!

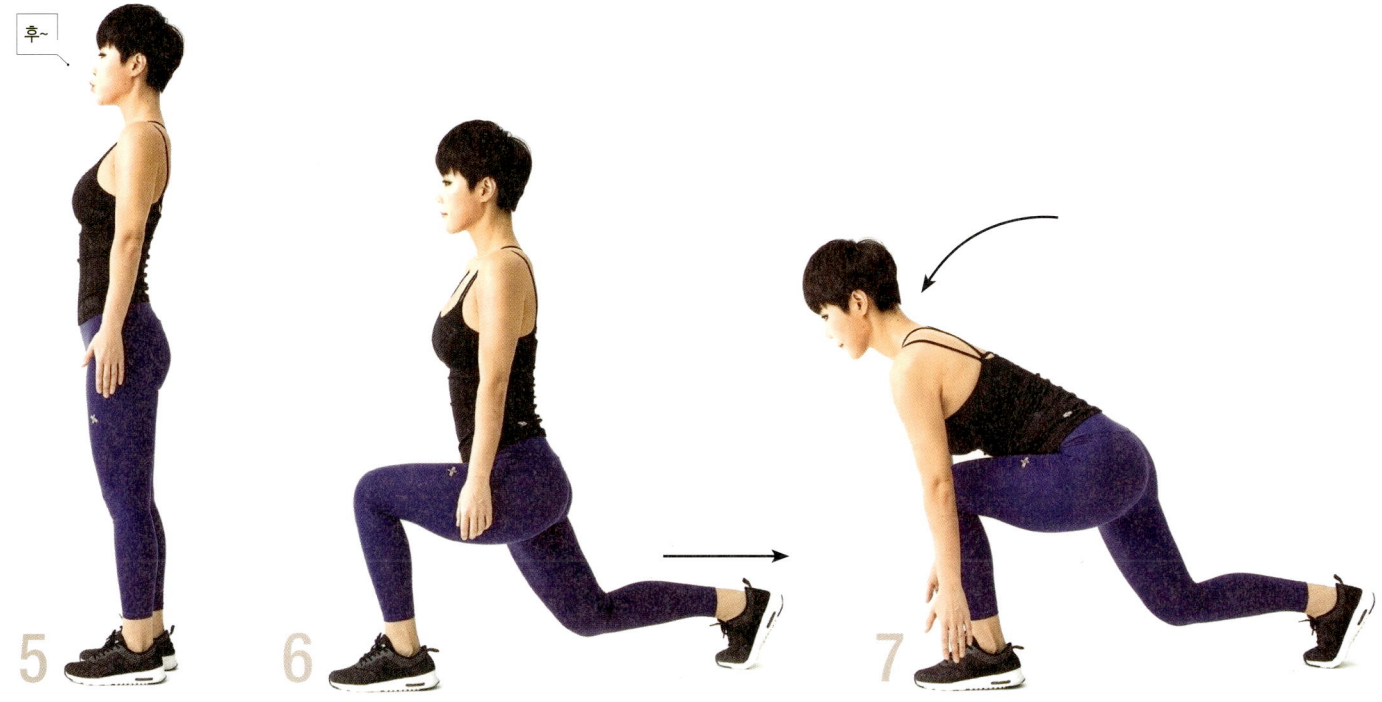

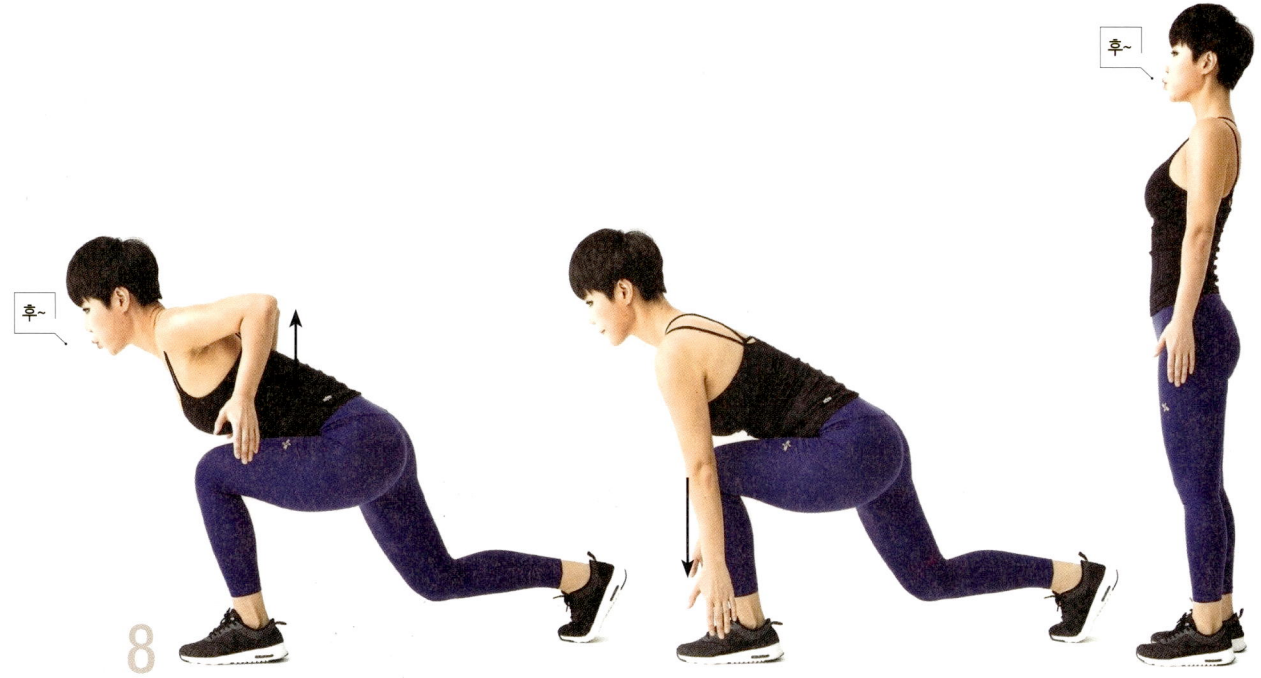

5	일어나!	**6**	이번에는 오른발을 뒤로 보내며 런지!	**7**	상체를 살짝 숙이고, 양손은 바닥으로 내려.	**8**	양 팔꿈치를 위로 끌어 당겼다가 내려 놓고 일어서. 여기까지가 1회야.

4W1-6

덩키 킥

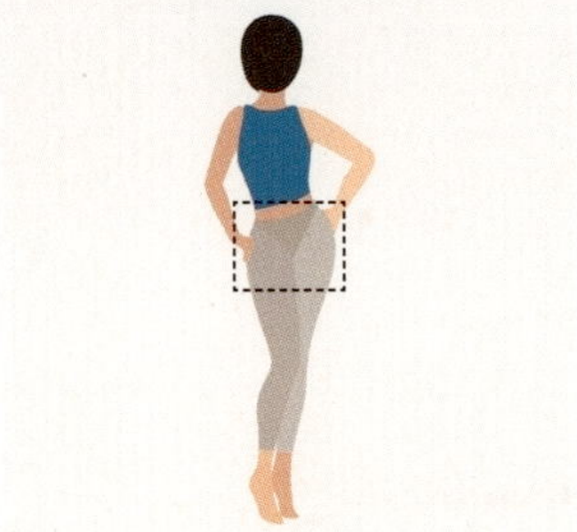

BACK

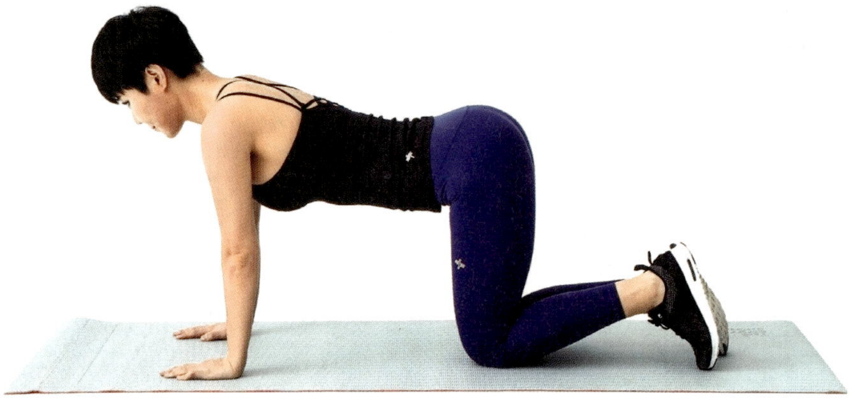

후~

1

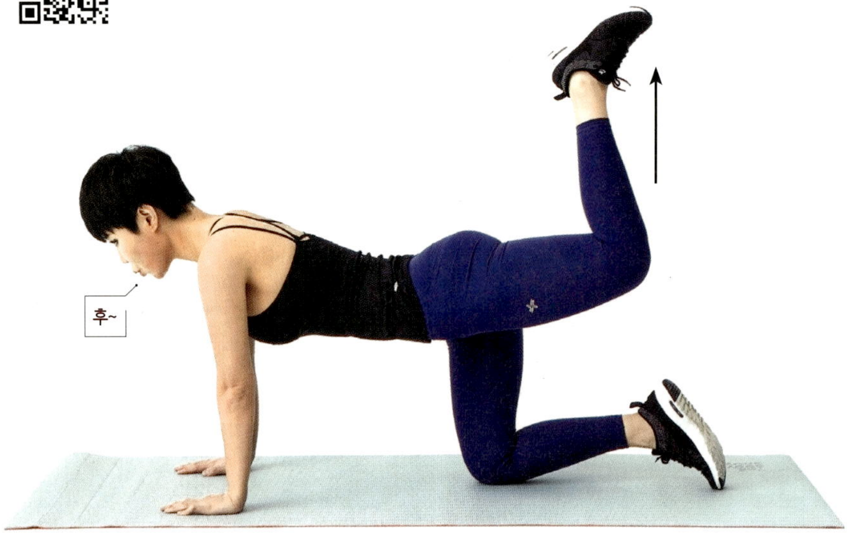

2

3

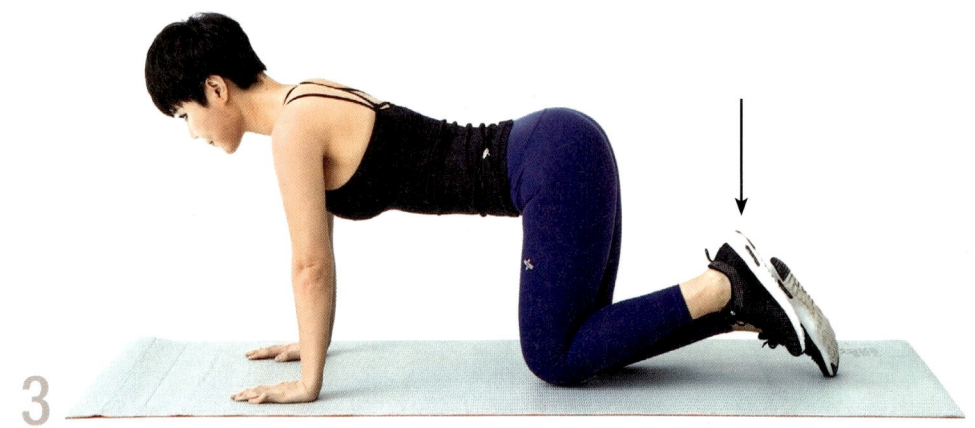

1 네발 기기 자세로 엎드려. 양손은 어깨 너비, 양 무릎은 골반 너비 간격이 적당해.

2 그 상태에서 왼발을 뒤로 들어 올려. 무릎을 올린다는 느낌으로 쭉 들어 올리고, 엉덩이에 자극이 오는 지 느껴봐.

3 무릎이 바닥에 닿지 않게 다리를 내려 엉덩이 뒤쪽 근육을 쭉 늘여줘. **2~3**번 과정이 1회, 한쪽만 7회 연속 실시한 뒤 반대쪽도 같은 방법으로 7회 실시한 것까지가 1세트야!

4W1-7

다리 뻗어
어브덕션

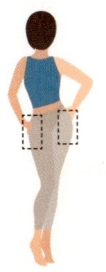

BACK

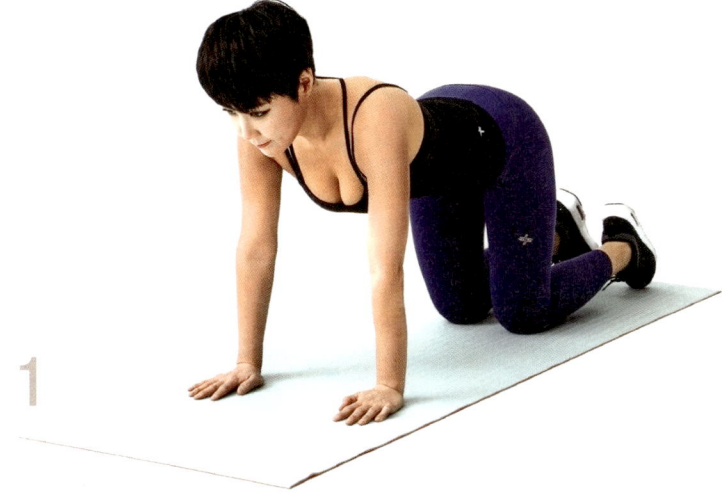

1

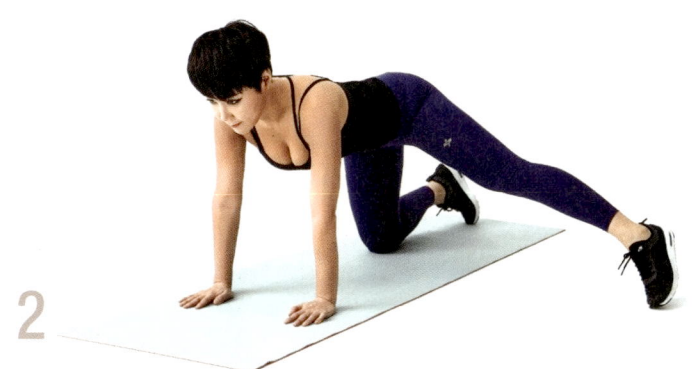

2

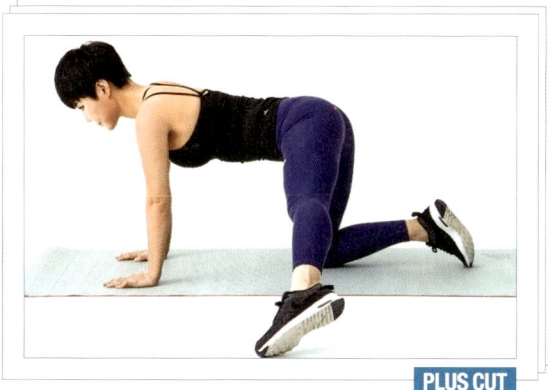

PLUS CUT

후~

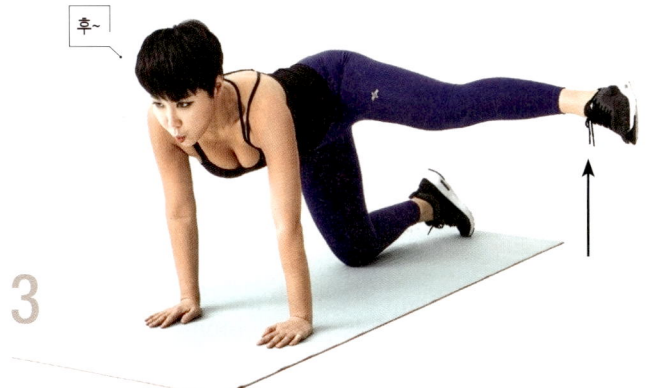

3

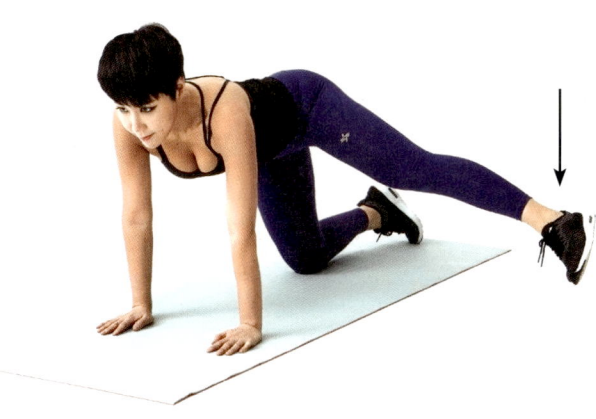

4

1 네발 기기 자세로 엎드려. 양손은 어깨 너비, 양 무릎은 골반 너비 간격이 적당해.

2 어깨와 골반이 틀어지지 않도록 주의하면서 왼발을 옆으로 곧게 뻗어줘!

3 그 상태로 왼발을 가능한 높이까지 들어 올려. 엉덩이 옆 부분에 자극이 느껴지는 지점까지만 들어 올리면 돼.

4 그대로 바닥에 닿기 직전까지만 내려줘. **3~4**번 과정이 1회, 한쪽만 7회 연속 실시한 뒤 반대쪽도 같은 방법으로 7회 실시한 것까지가 1세트야!

4week

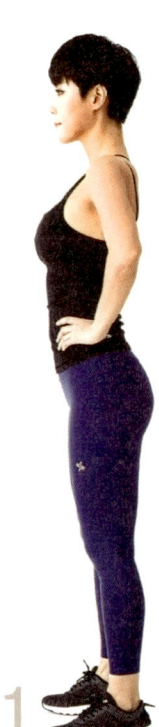

📅 **DAY** T 화요일 + T 목요일 + S 토요일

📢 비키니를 위한 11자 복근 & 애플힙에 집중하자!

4W2-1

런지 &
2단 스쿼트

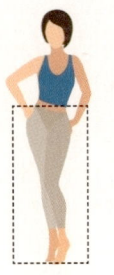

FRONT

후~

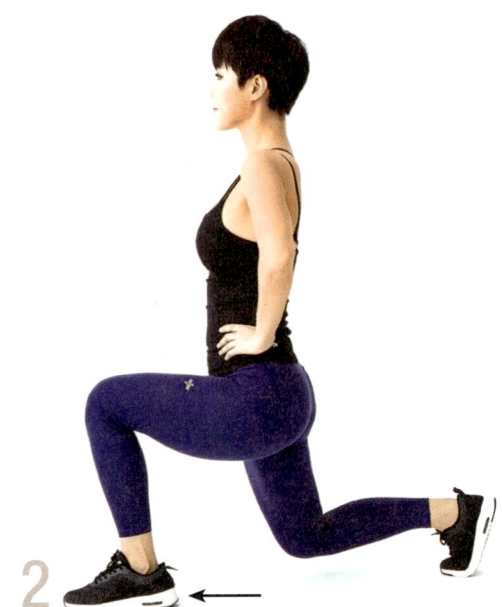

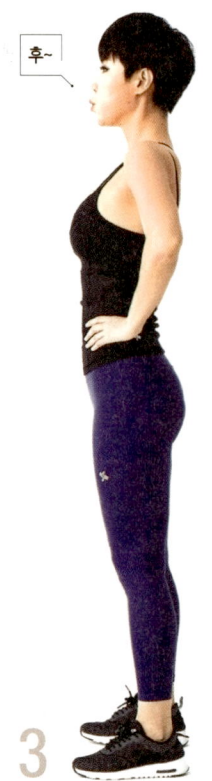

1 →

2 →

3 →

---

1 바로 서서 양발을 어깨 너비로 벌리고, 양손은 허리!

2 왼발을 앞으로 보내면서 앞다리는 ㄱ, 뒷다리는 ㄴ자를 만들 며 런지!

3 바로 서!

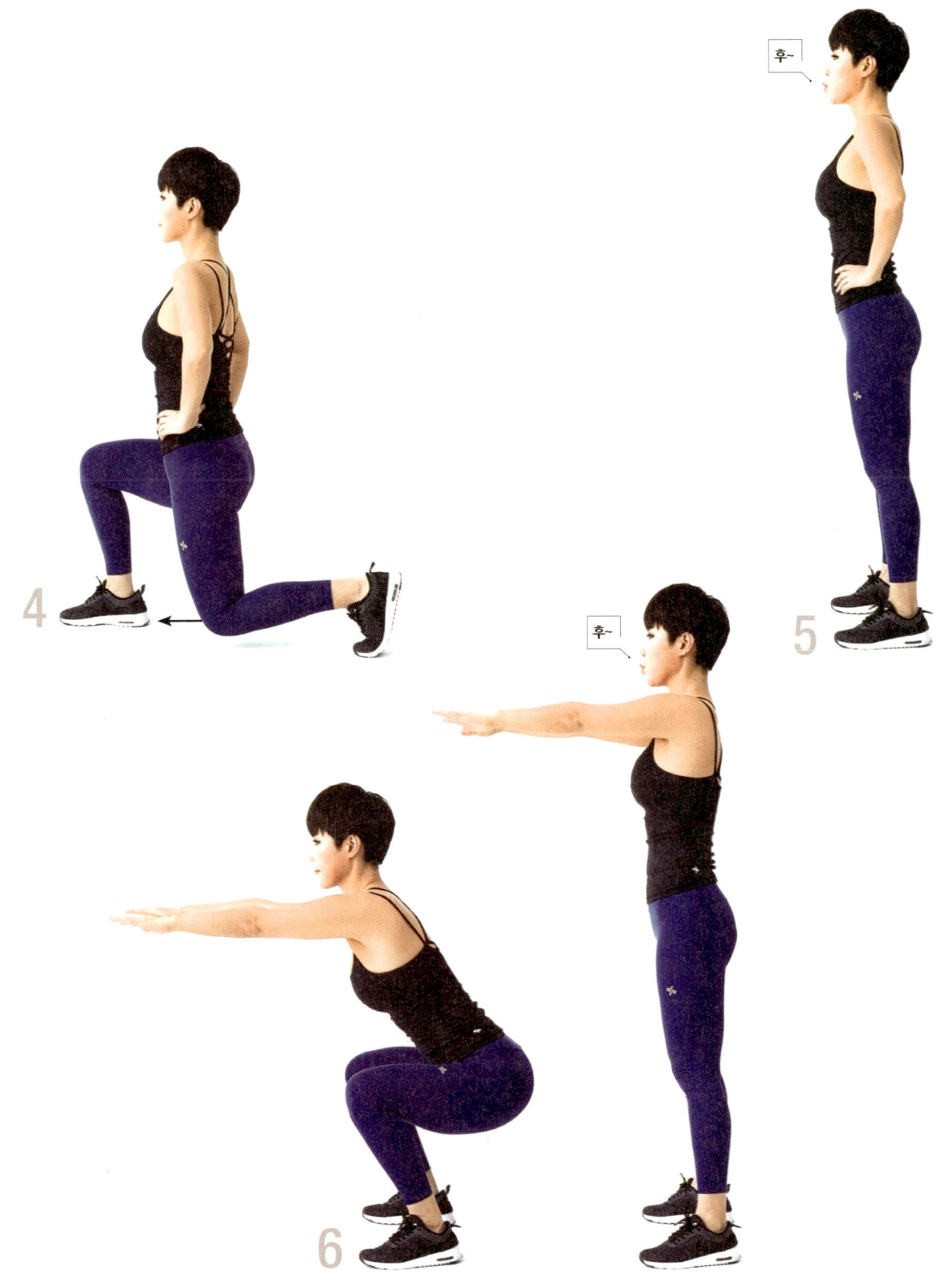

후~

후~

4 이번에는 오른발을 앞으로 보내면서 앞다리는 ㄱ,
뒷다리는 ㄴ자를 만들며 런지!

5 바로 서!

6 스쿼트 2회 실시! 여기까지가 1회야.

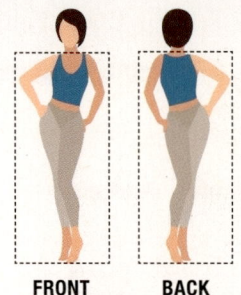

4W2-2

웨이브 푸시업 &
오버헤드 스쿼트

FRONT　　BACK

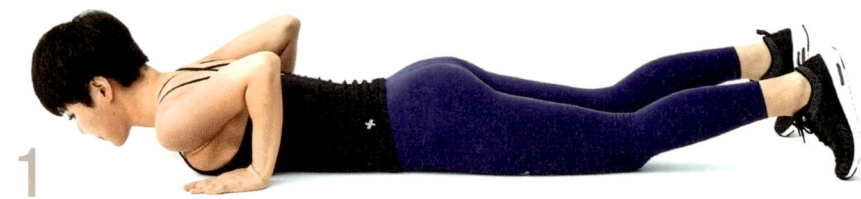

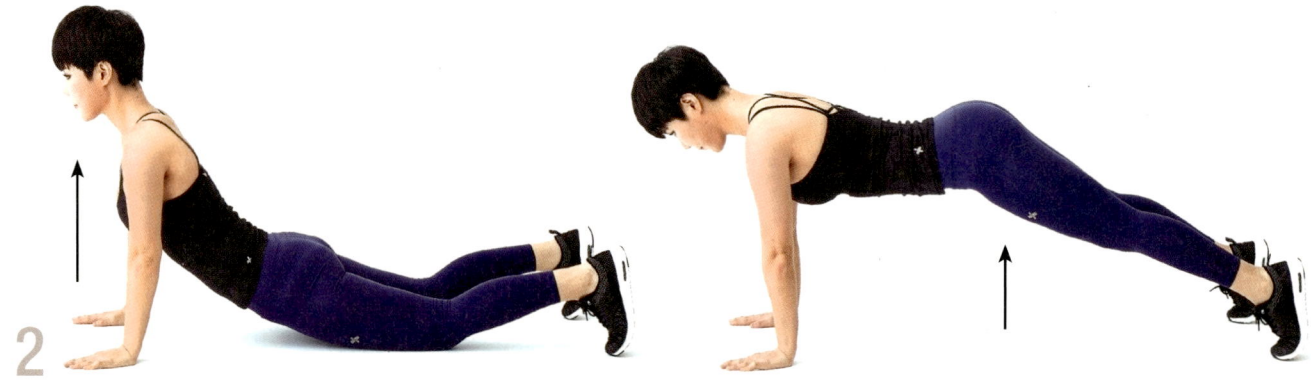

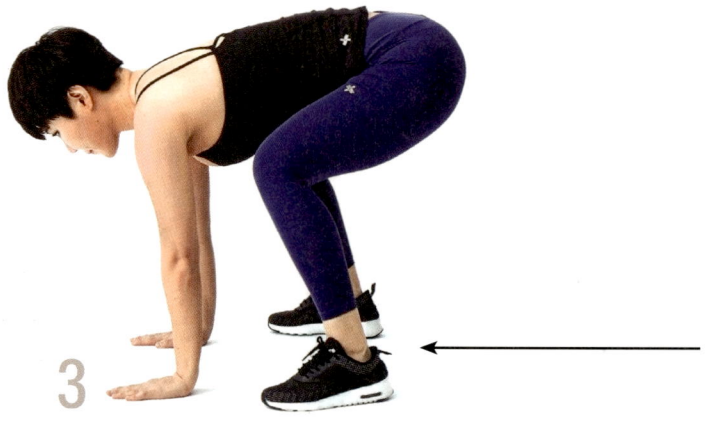

1 바닥에 배를 대고 엎드린 다음 양발은 어깨 너비로 벌리고, 양손은 가슴 옆 바닥을 짚어.

2 팔꿈치가 바깥쪽으로 벌어지지 않도록 주의하면서 가슴부터 허벅지 순으로 몸을 일으키며 엎드려뻗쳐! 이때 어깨에 긴장을 풀고 가슴은 쫙 펴줘야 해.

3 점프해서 양발을 앞으로 가져와. 이때 다리는 어깨 너비 간격으로!

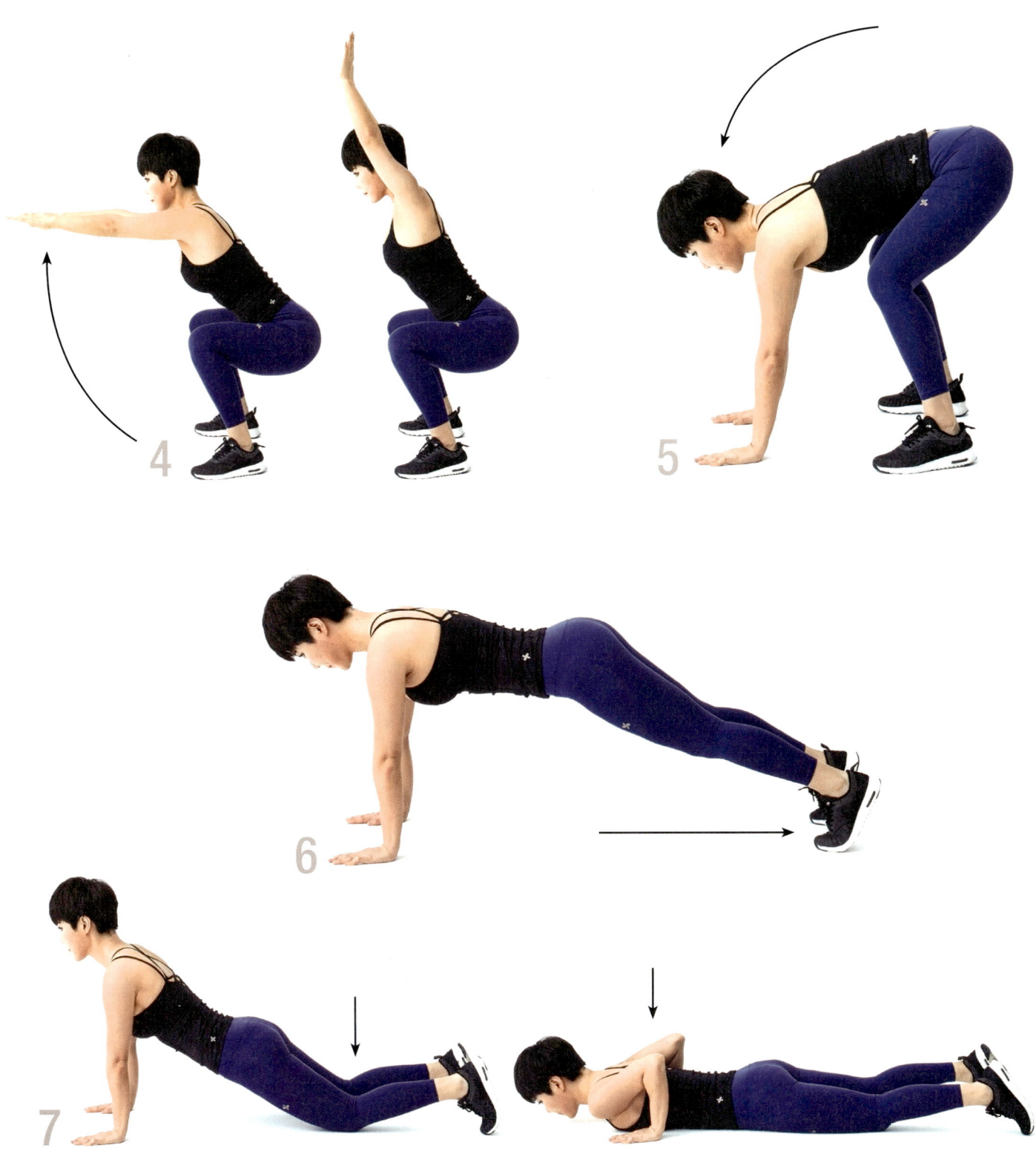

4	그대로 상체만 일으켜 스쿼트 자 세로 돌아온 뒤 양손을 귀 옆까 지 쭉 들어 올려.	**5**	다시 상체를 숙여서 양 손 바닥으로 바닥을 짚어.	**6**	점프해서 양발을 뒤로 보내 엎드려뻗쳐!	**7**	허벅지부터 가슴 순으로 바닥 에 내려놔. 여기까지가 1회야.

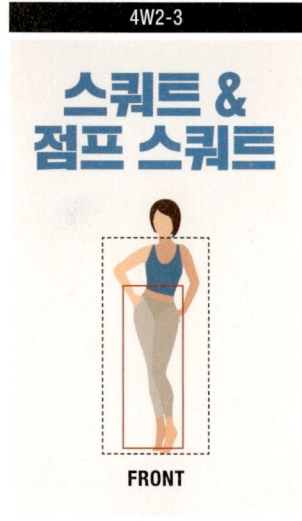

4W2-3

스쿼트 &
점프 스쿼트

FRONT

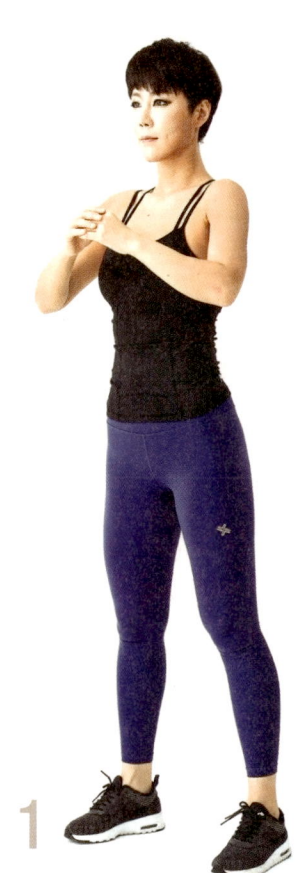

1

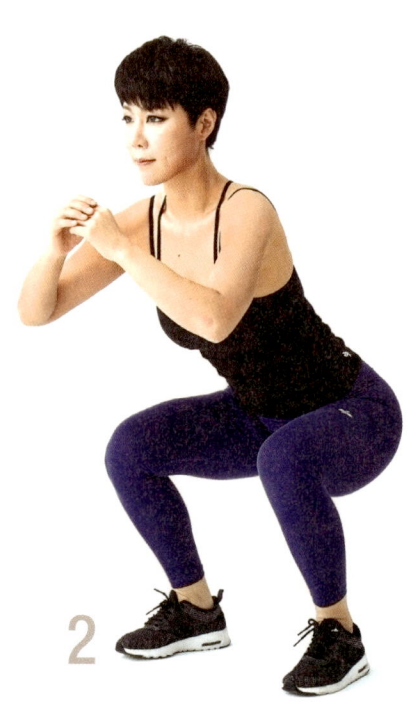

2

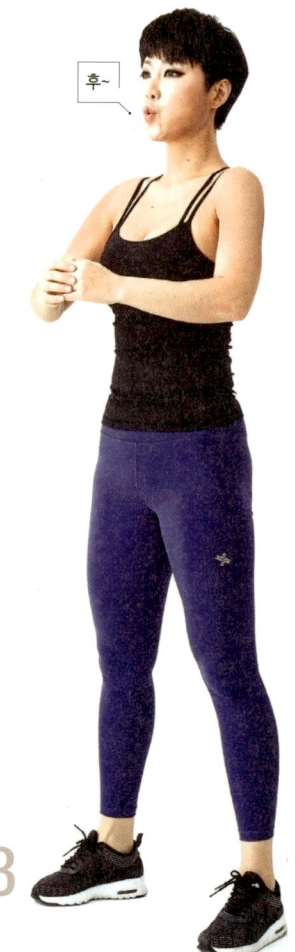

후~

3

1 바로 서서 양발은 어깨 너비, 발끝은 살짝 바깥으로 벌려줘.   **2** 허리를 편 채로 앉아.   **3** 그대로 일어서며 스쿼트!

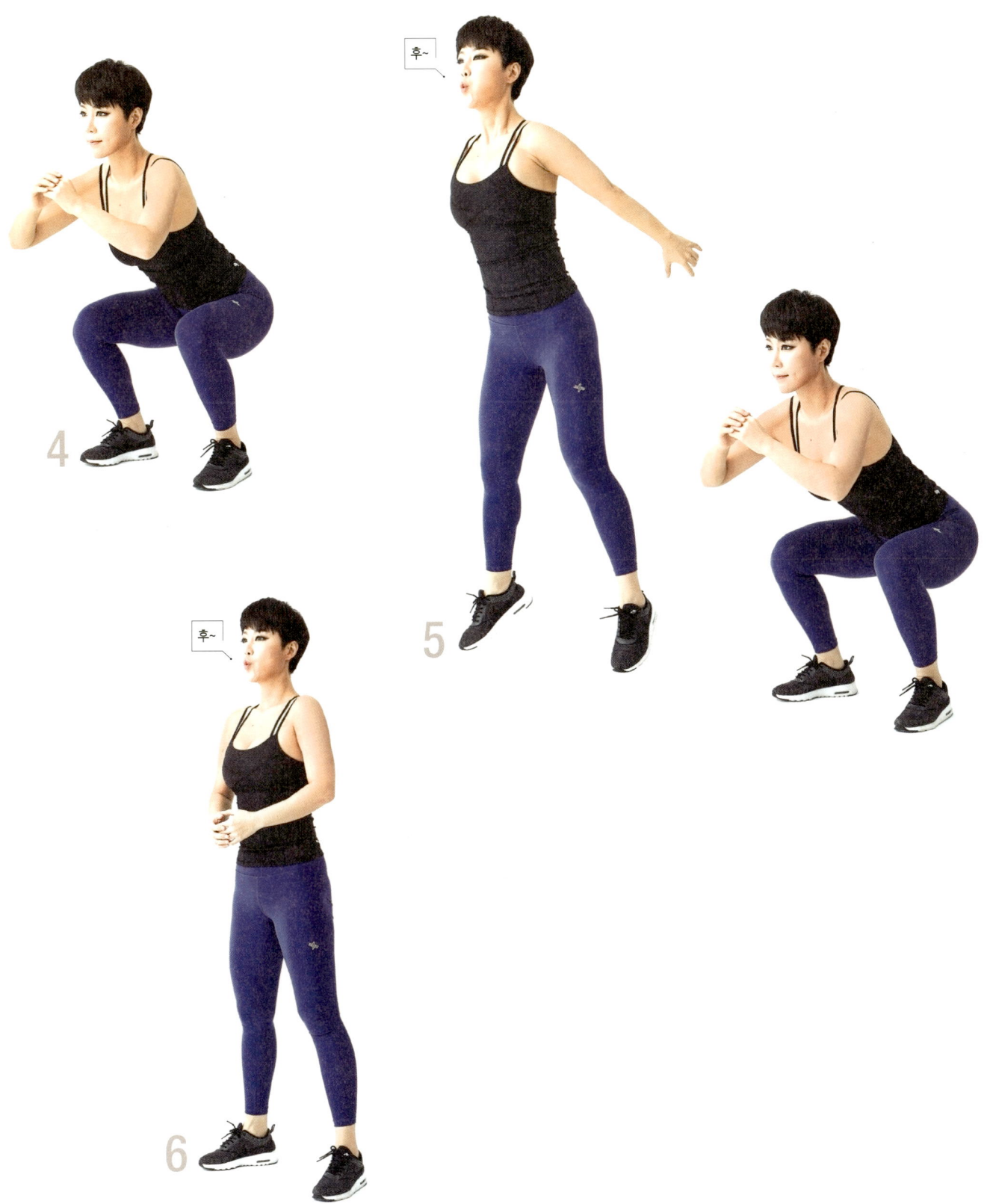

4 다시 한번 앉아.   **5** 가볍게 점프했다가 앉은 자세로 착지!   **6** 그대로 일어서. 여기까지가 1회야.

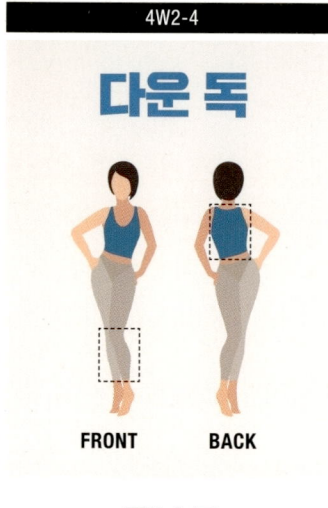

4W2-4

다운 독

FRONT   BACK

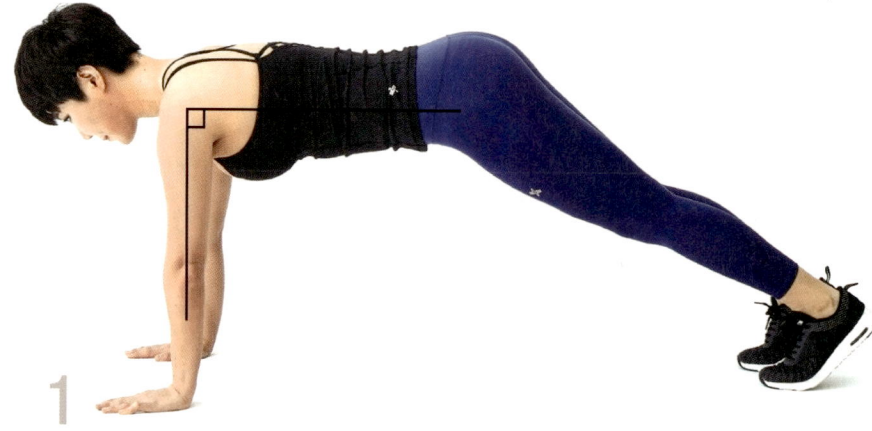

1

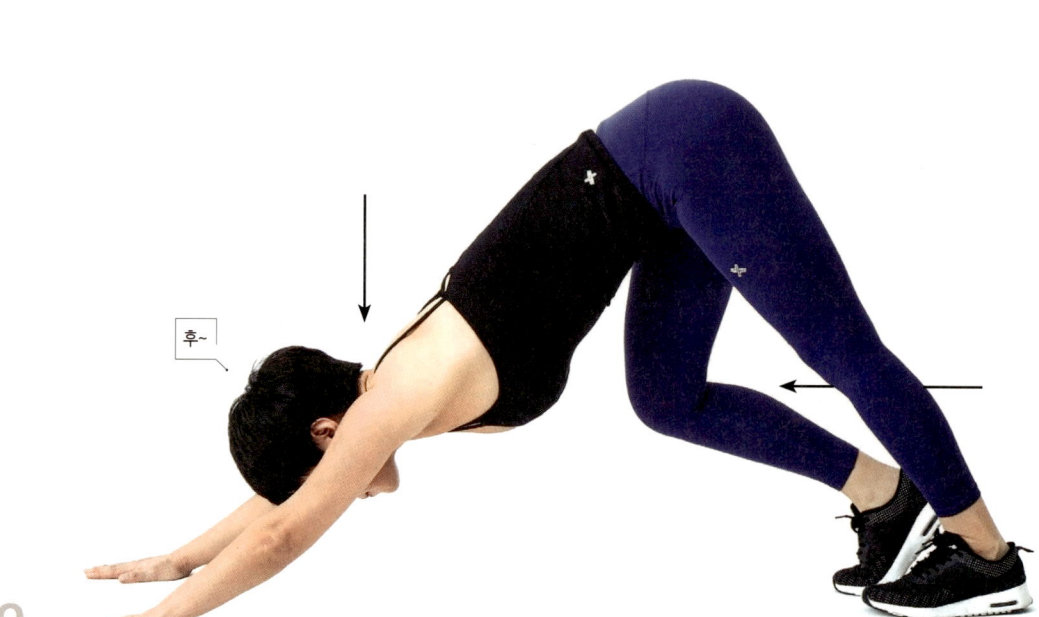

2

1 엎드려뻗쳐! 이때 양손은 어깨와 수직으로 내려와 있어야 해.

2 오른쪽 무릎을 살짝 구부리고, 양팔과 골반까지 일직선이 되도록 등을 바닥으로 꾹꾹 눌러 스트레칭! 왼쪽 종아리에도 자극이 오는지 느껴봐.

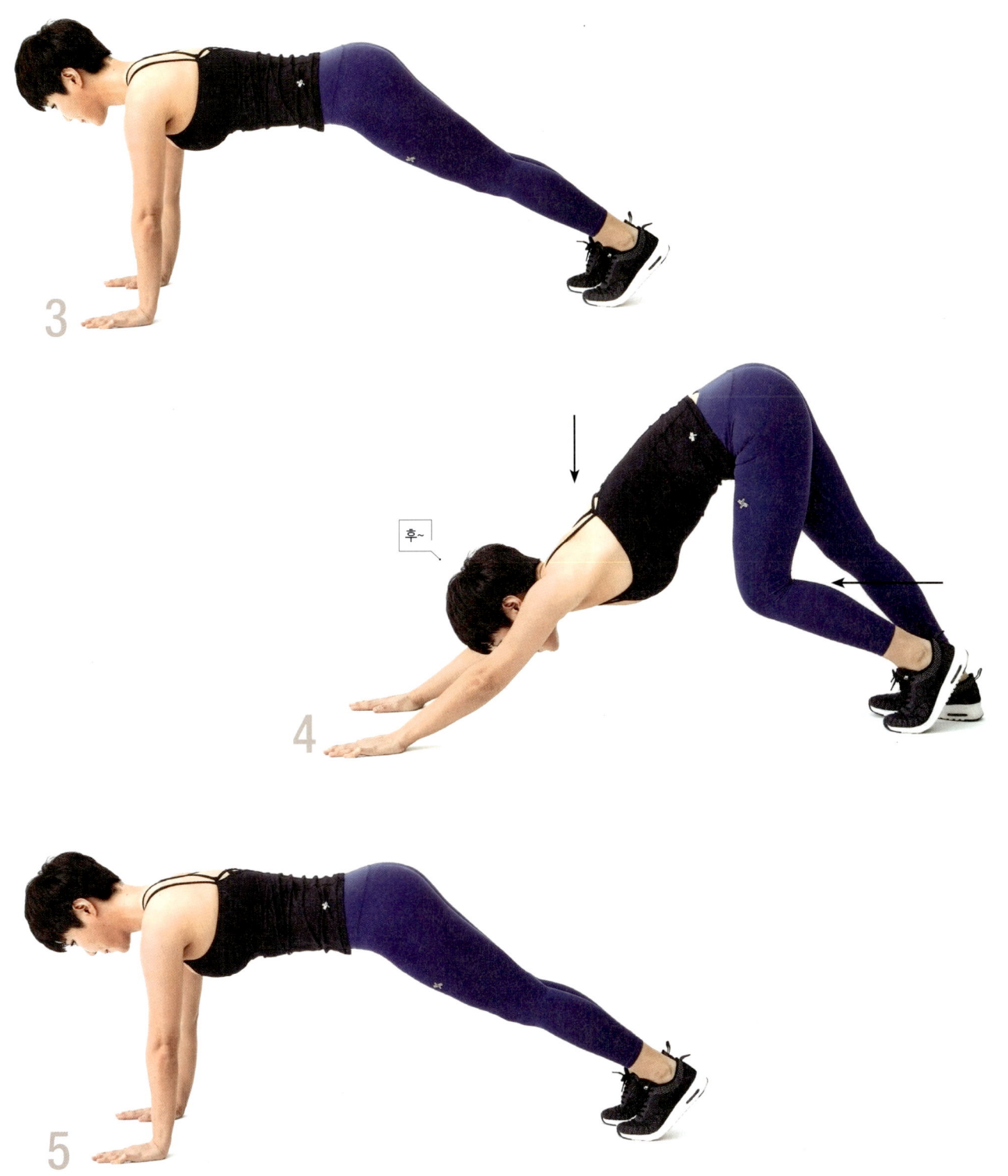

후~

3 상체를 앞으로 밀어내며 엎드려뻗쳐!	**4** 이번에는 왼쪽 무릎을 살짝 구부리고, 등을 바닥으로 꾹꾹 눌러 스트레칭!

5 상체를 앞으로 밀어내며 엎드려뻗쳐! 여기까지가 1회야.

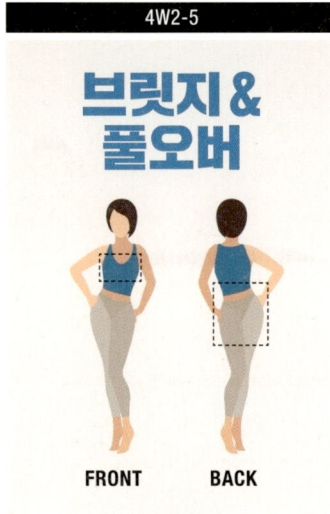

4W2-5

브릿지 & 풀오버

FRONT　　**BACK**

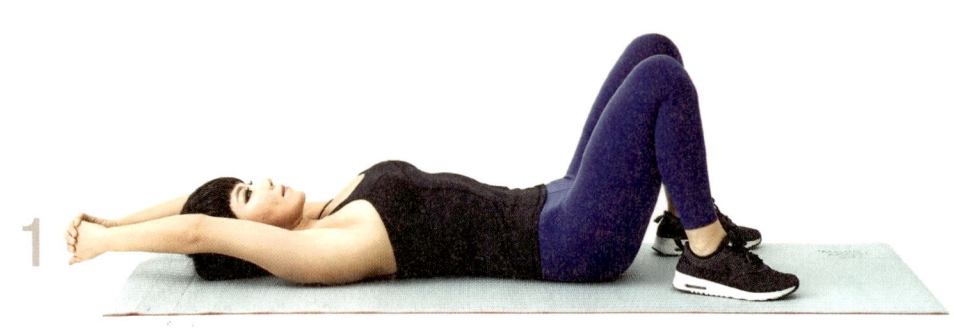

1

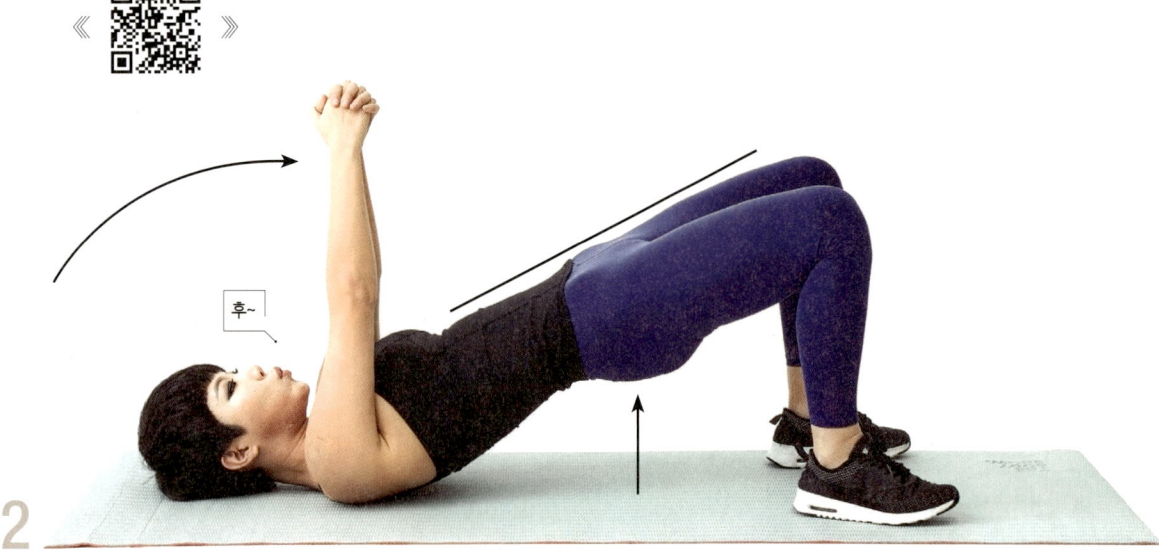

후~

2

3

1 바닥에 등을 대고 누운 뒤 양발은 골반 너비로 벌리고, 양 무릎을 세워줘. 이때 양발을 엉덩이 쪽으로 가깝게 당겨오고, 동시에 양손은 위로 뻗어 깍지 껴!

2 양발로 바닥을 밀어 내며 천천히 골반을 들어 올리고, 동시에 깍지 낀 손을 골반을 향해 쭉 당겨 줘. 몸통부터 허벅지까지 일직선이 되게 하고, 허벅지와 엉덩이 근육에 힘을 빡 주자!

3 바닥에 엉덩이가 닿기 직전까지 천천히 하체를 내리는 동시에 깍지 낀 손은 그대로 반원을 그리며 머리 위로 다시 넘겨. 2~3번 과정이 1회야.

4W2-6

더블 크런치

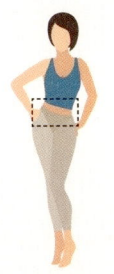

FRONT

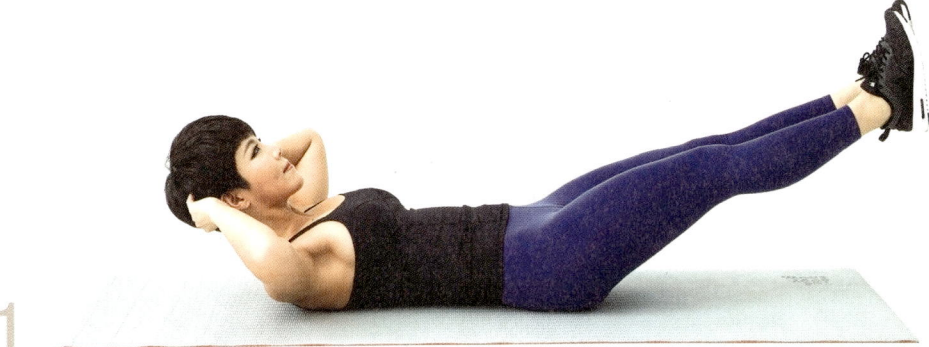

1

후~

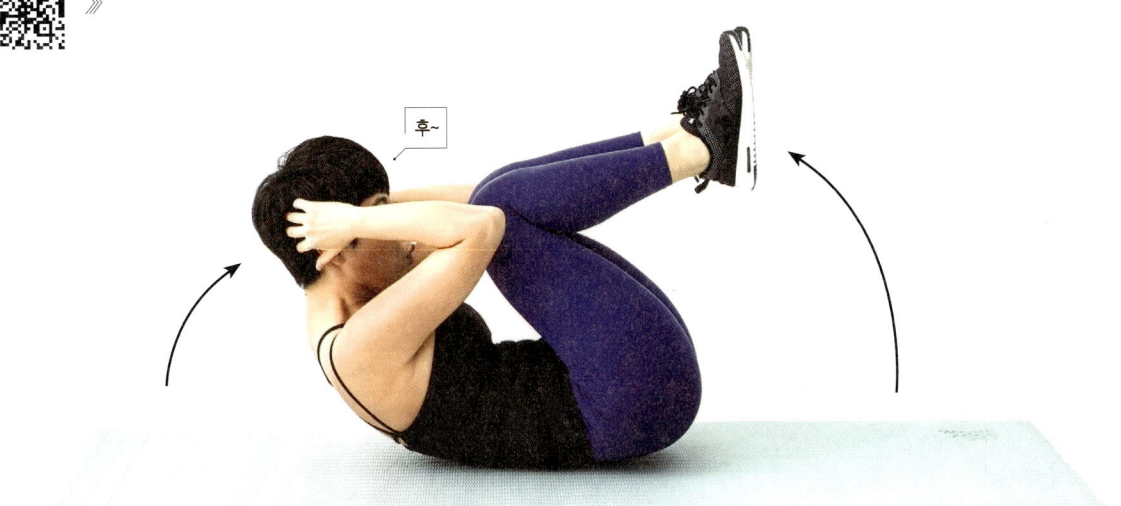

2

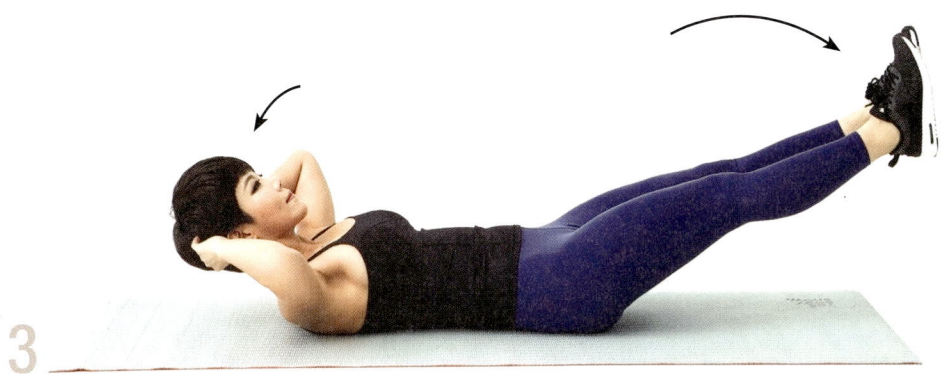

3

1 바닥에 등을 대고 누운 뒤 양 손끝을 귀 옆에 가볍게 얹고, 양발은 뻗은 채로 살짝 들어 올려.

2 복부에 힘을 주면서 양 무릎을 가슴 쪽으로 당기고, 동시에 상체를 들어 동그랗게 말아줘. 양 팔꿈치로 무릎을 감싸주면 돼.

3 복부에 힘을 주면서 상체와 다리를 원위치! 여기까지가 1회야.

4W2-7

플랭크 사이드 니럭&팔 뻗기

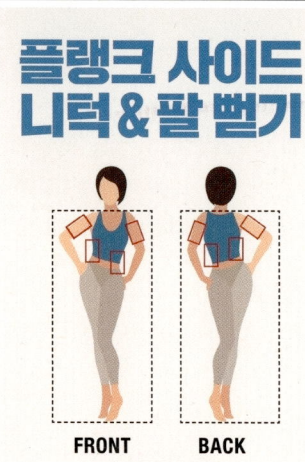

FRONT   BACK

1

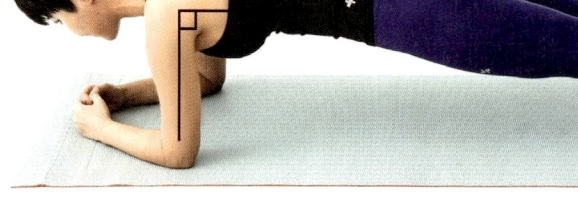

2

후~

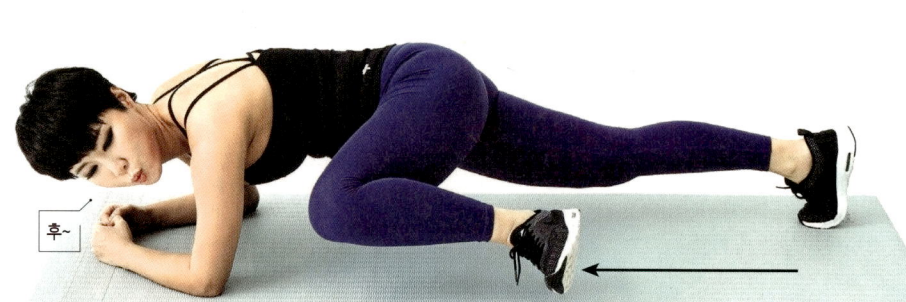

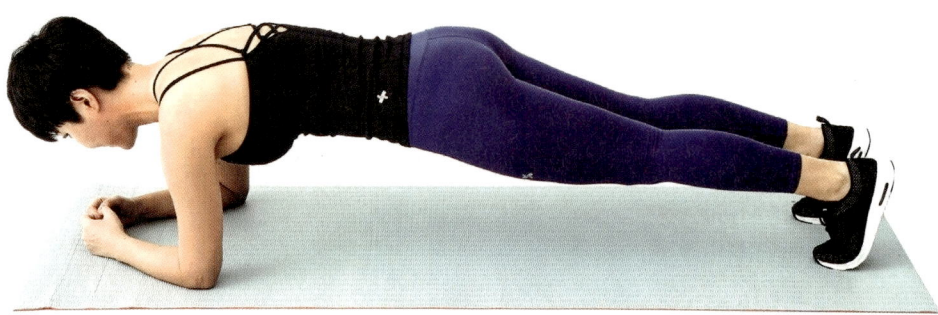

1 엎드려뻗쳐 자세에서 양발은 골반 너비로 벌리고, 양 팔꿈치로 몸을 세워 플랭크 자세를 만들어. 이때 양 팔꿈치는 어깨에서 수직으로 떨어지게 두고, 어깨와 귀는 최대한 멀리! 지금부터 복부에 힘 팍! 주고 동작을 진행할 거야.

2 왼쪽 무릎을 바깥쪽으로 쭉 당겼다가 원위치!

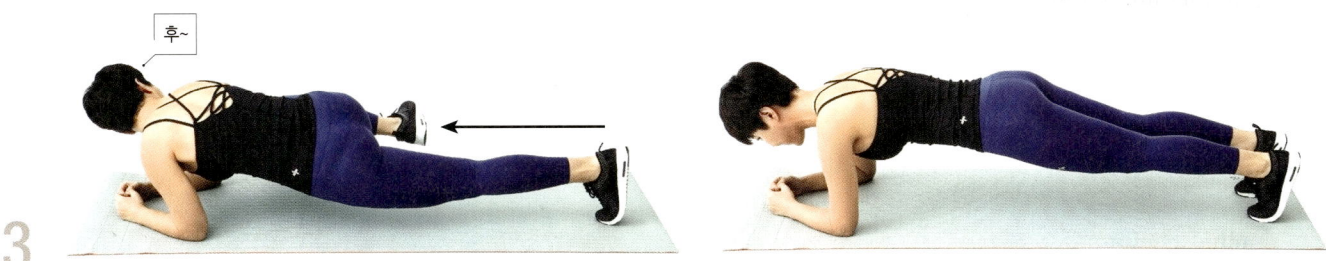

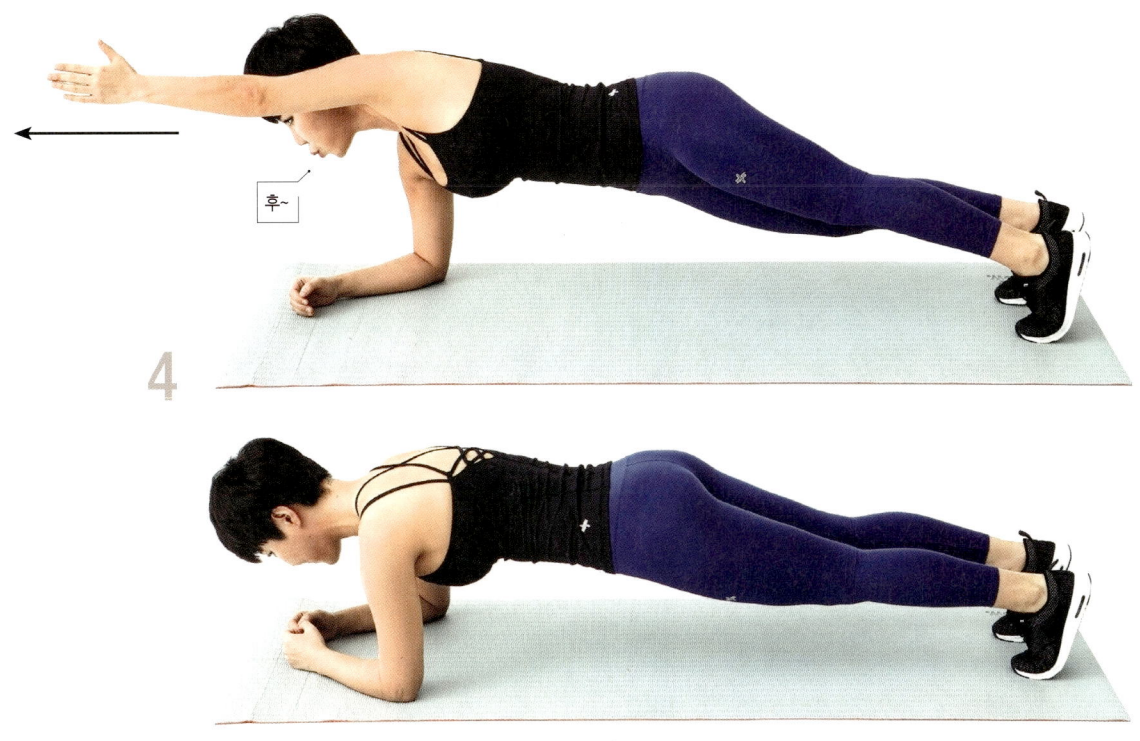

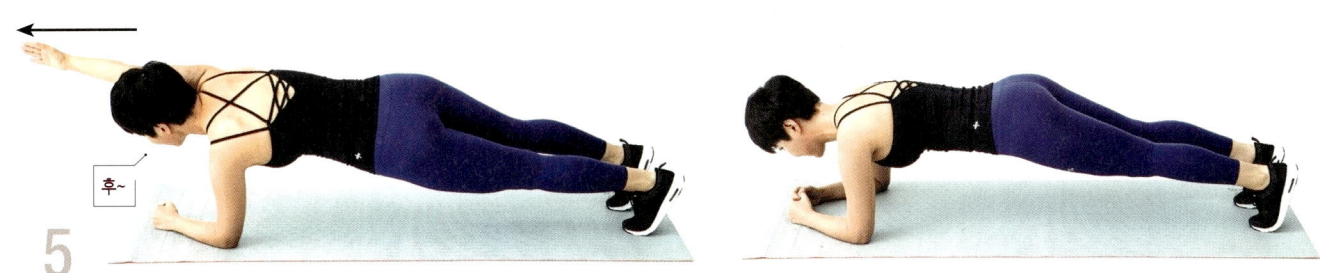

3 이번에는 오른쪽 무릎을 바깥쪽으로 쭉 당겼다가 원위치!

4 왼팔을 앞으로 쭉 뽑아내듯이 뻗었다가 내려놔.

5 이번에는 오른팔을 앞으로 쭉 뽑아내듯이 뻗었다가 내려놔. 여기까지가 1회야.

게으른 다이어터는 살을 뺄 자격이 없다!
벌칙 프로그램

📢 다이어터 주제에 운동을 걸렀다 이거지?
맛있는 것도 먹고 편히 즐기다 왔으면 이제 고통을 즐길 시간이야.
이 정도 각오 없이 다이어터가 되겠다고 결심한 건 아니겠지?

※ **방법** 해당 요일의 프로그램 7세트 실시 후 벌칙 프로그램을 7세트 실시한다.

P-1

백 런지 &
로우

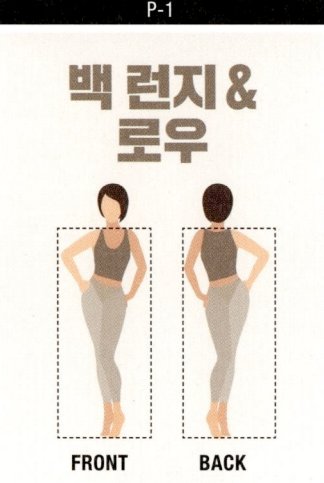

FRONT   BACK

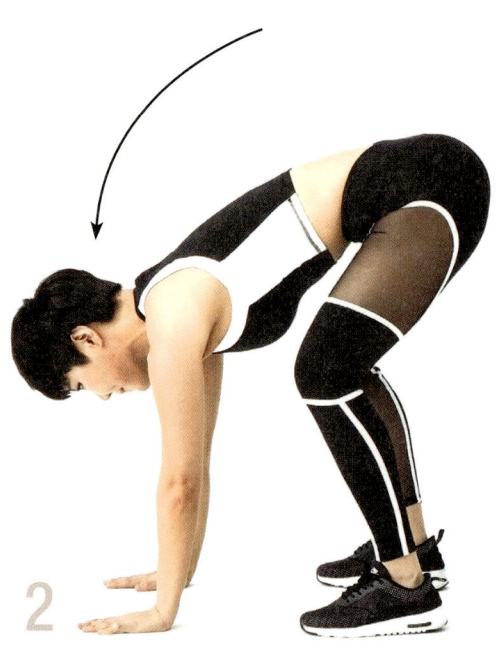

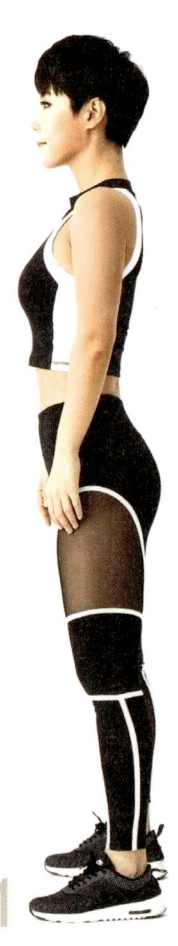

---

1 바로 서.

2 상체를 숙이며 양 손바닥으로 바닥을 짚어.

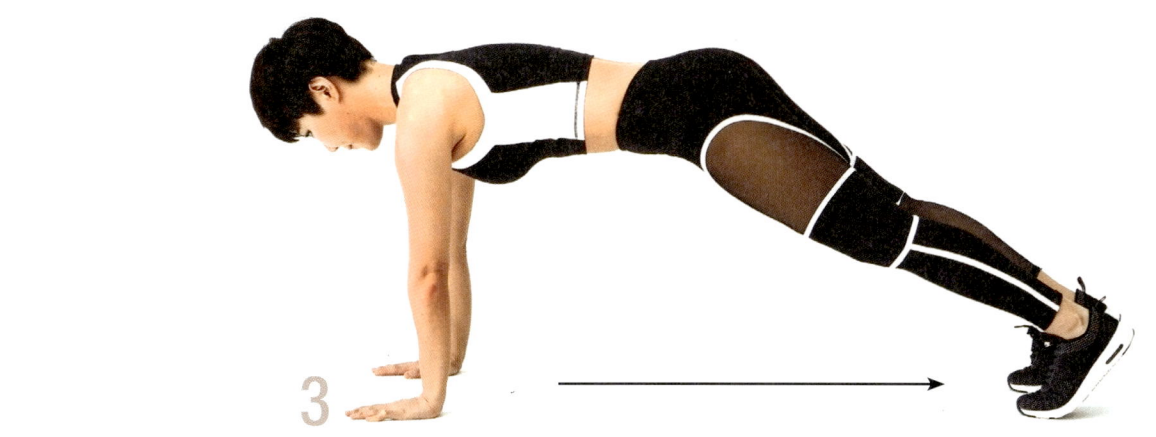

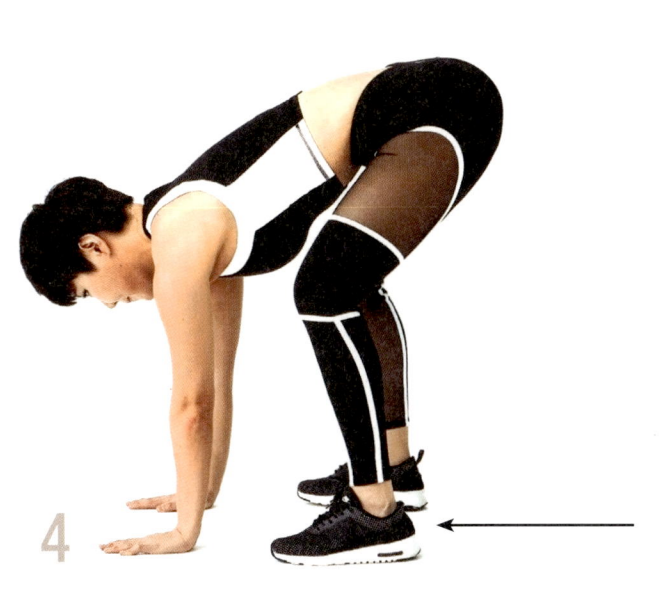

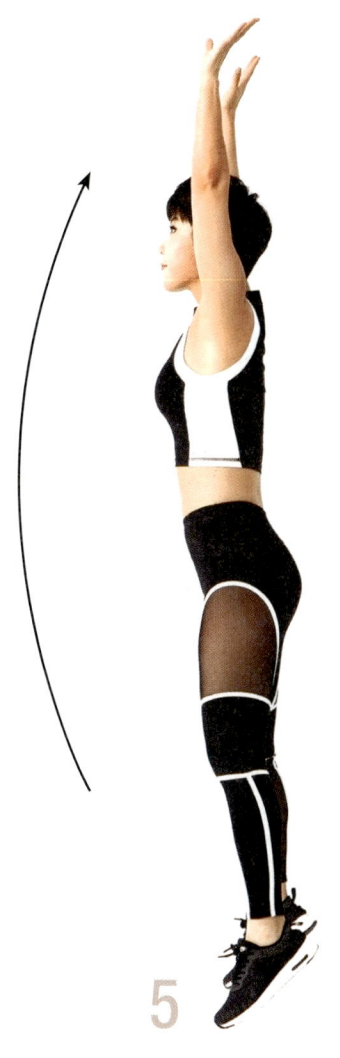

3 가볍게 점프해서 양발을 뒤로 보내 엎드려 뻗쳐!

4 다시 점프해서 양발을 앞으로 가져와.

5 상체를 일으키면서 동시에 높이 점프! 여기까지가 1회야.

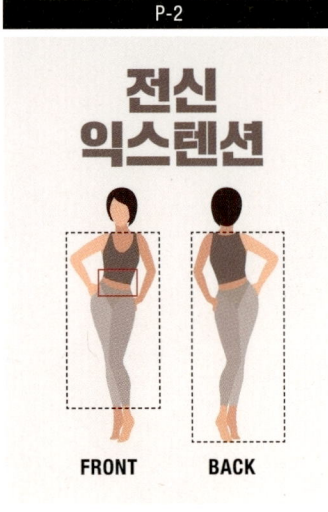

P-2

전신
익스텐션

FRONT   BACK

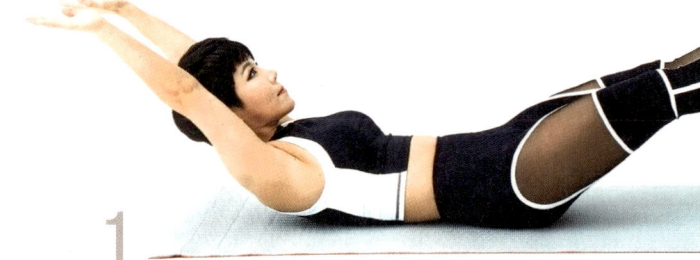

1

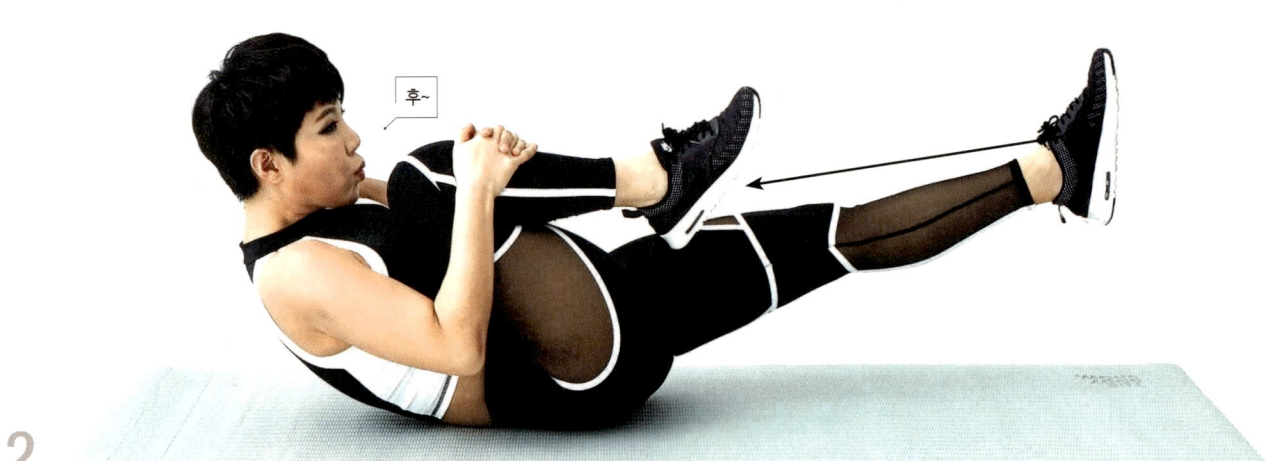

2

1 바닥에 등을 대고 누운 뒤 양손은 위로 뻗고, 양발은 편 상태로 들어 올려. 상체도 살짝 들어 올리고.

2 오른쪽 무릎을 가슴 방향으로 당겨서 양손으로 끌어 안아. 이때 반대쪽 발은 계속해서 바닥에서 떠있어야 해. 복부에 계속 강하게 힘이 들어갈 거야.

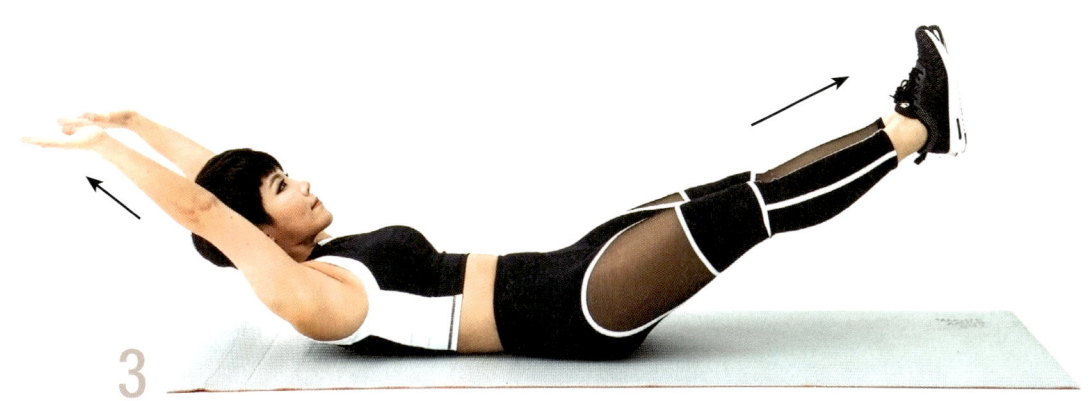

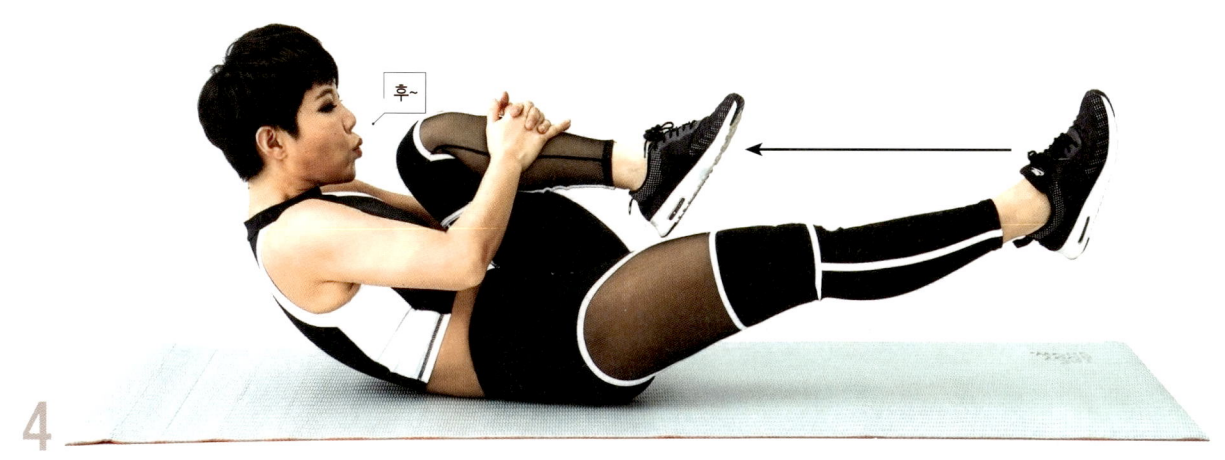

후~

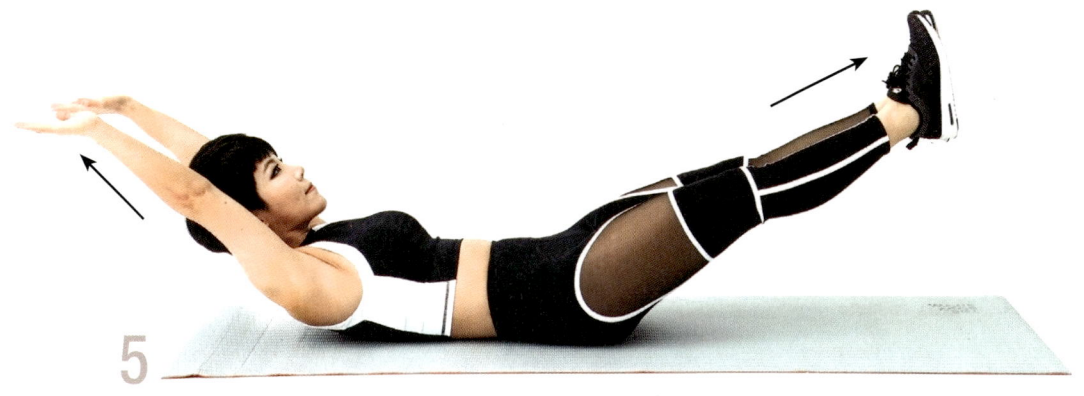

3 다시 온몸을 쭉 펴서 늘여줘.　　**4** 이번에는 왼쪽 무릎을 당겨서 끌어 안아.　　**5** 다시 온몸을 쭉 펴서 늘여줘. 여기까지가 1회야.

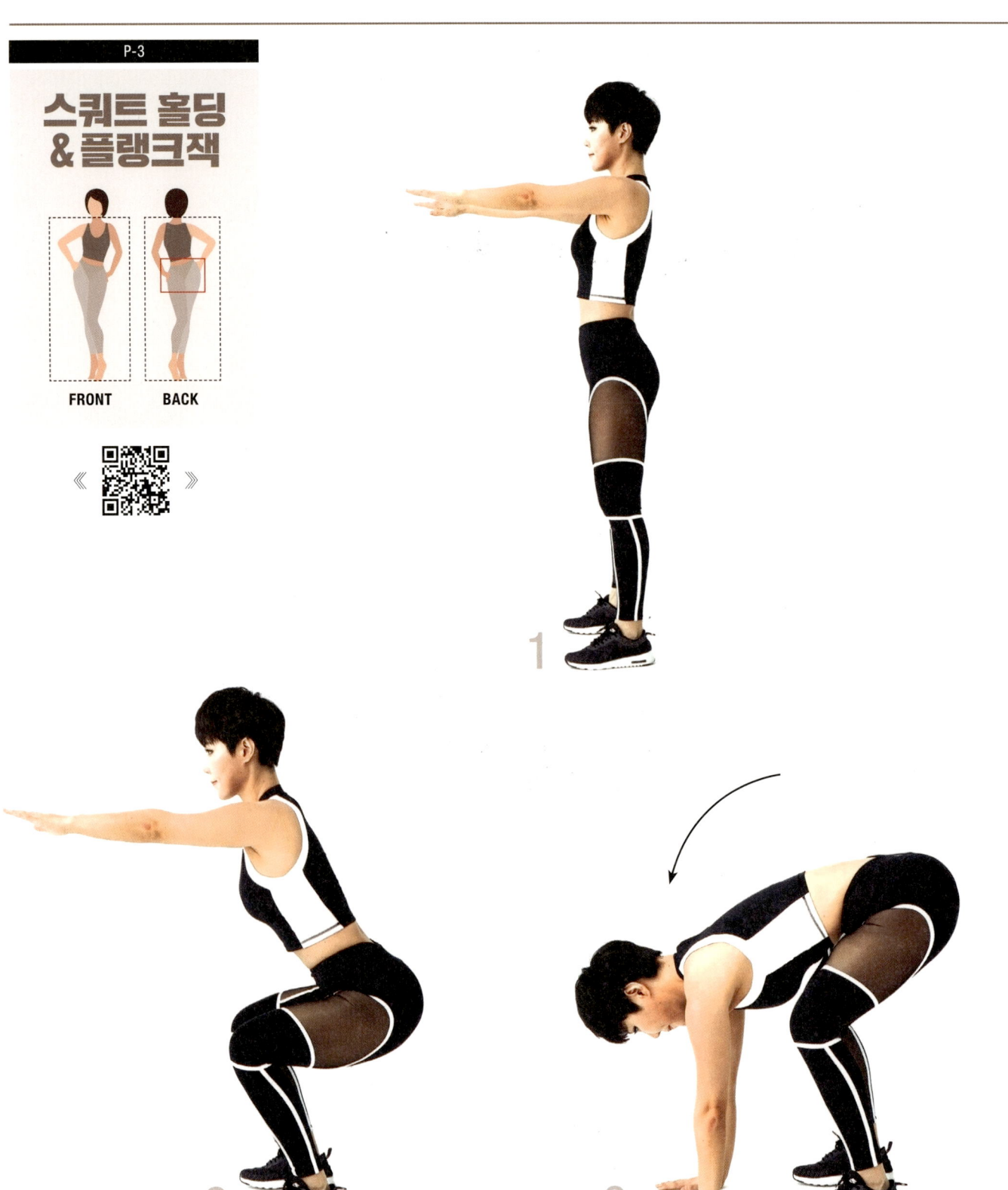

P-3

스쿼트 홀딩 & 플랭크잭

FRONT　　BACK

1 바로 서서 양발은 어깨 너비, 양손을 앞으로 나란히!

2 허리를 편 채로 그대로 앉으며 스쿼트!

3 그대로 상체를 숙이고 양 손바닥으로 바닥을 짚어.

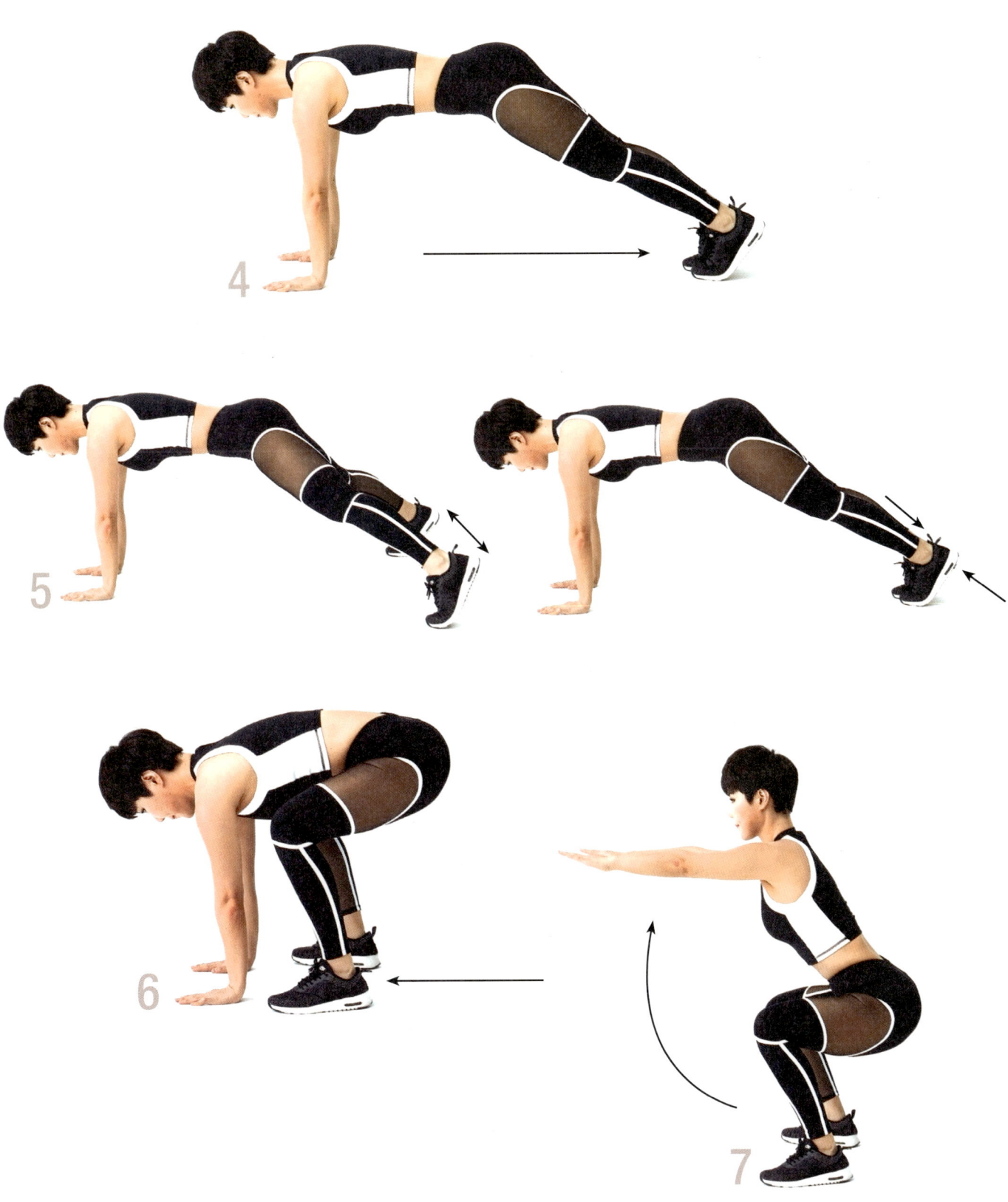

| 4 점프해서 양발을 뒤로 보내. | 5 점프해서 양발을 넓게 벌렸다가 다시 점프해서 양발을 모아. | 6 점프해서 양발을 앞으로 가져와. | 7 천천히 상체를 일으킨 뒤 5초간 정지! 2~7번 과정이 1회야. |

P-4

사이드
크런치

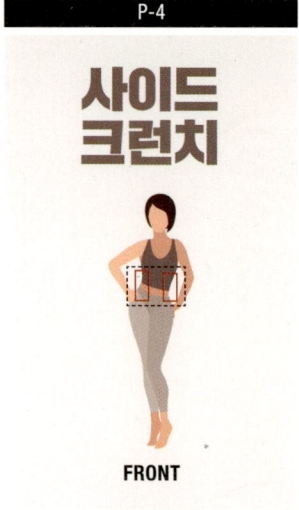

FRONT

《 ▦ 》

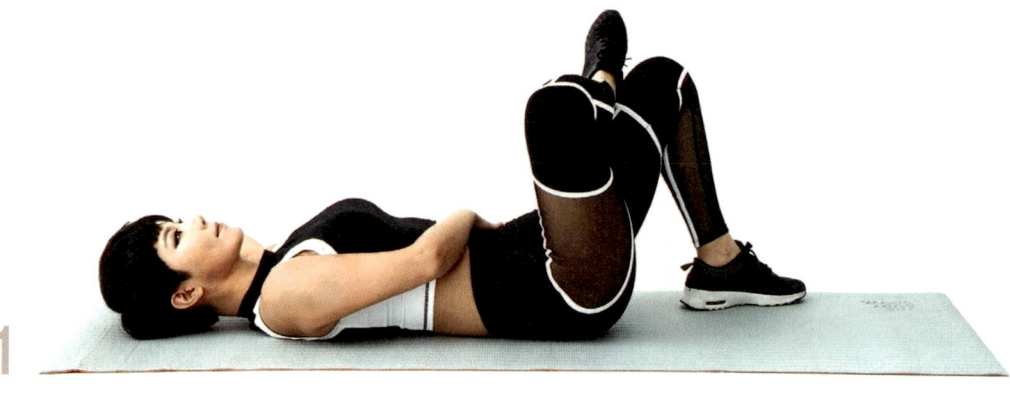

1

후~

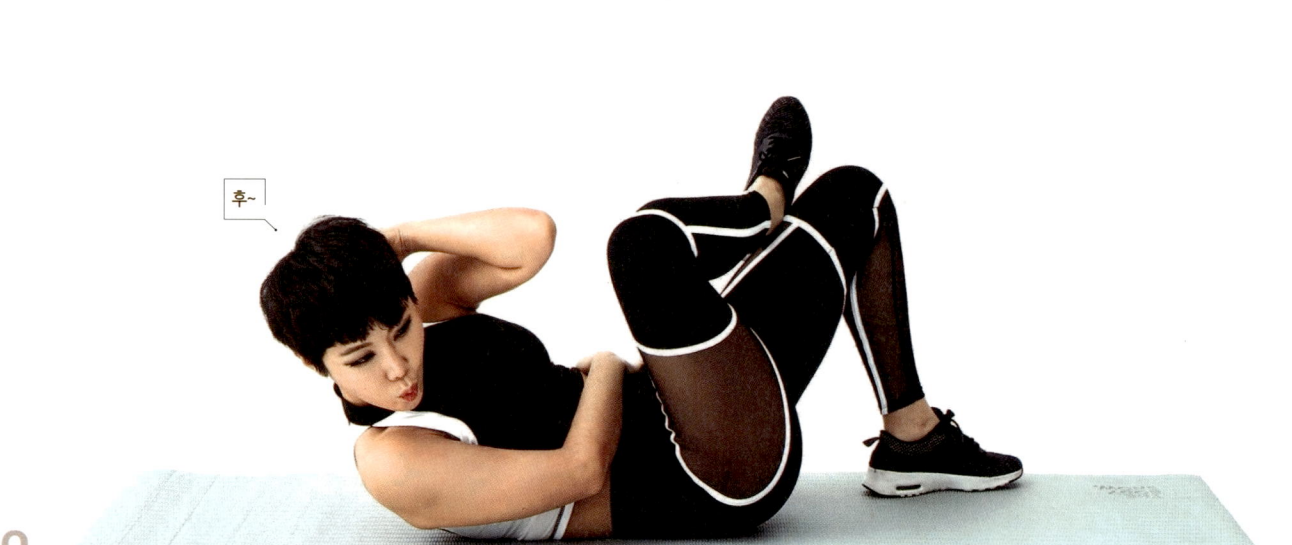

2

1 바닥에 등을 대고 누운 뒤 양 무릎을 세우고 오른쪽 다리를 왼쪽 허벅지 위에 올려놔. 왼손은 머리를 받쳐주고, 오른손을 왼쪽 옆구리에 올려 동작 내내 힘을 느껴봐.

2 복부에 힘을 주면서 상체를 일으켜. 왼쪽 팔꿈치와 오른쪽 무릎이 닿을 만큼 쭉 힘껏! 여기까지가 1회, 한쪽만 7회 연속 실시한 뒤 반대쪽도 같은 방법으로 7회 실시한 것까지가 1회야!

시저스 킥

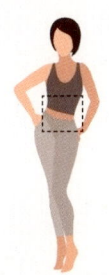

FRONT

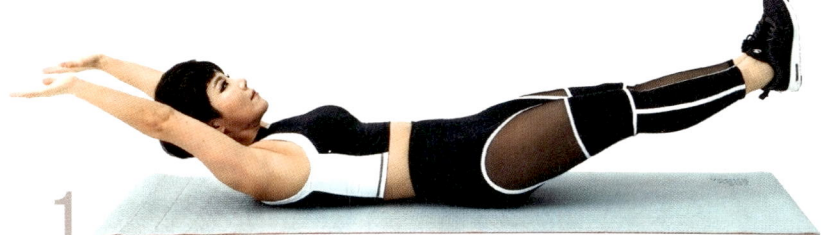

1

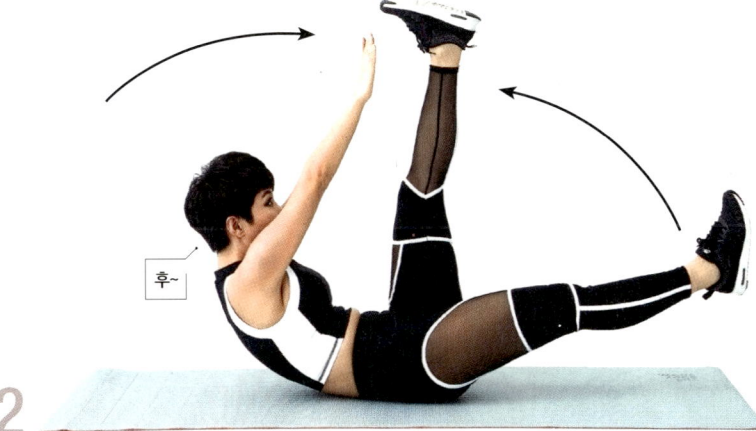

2

후~

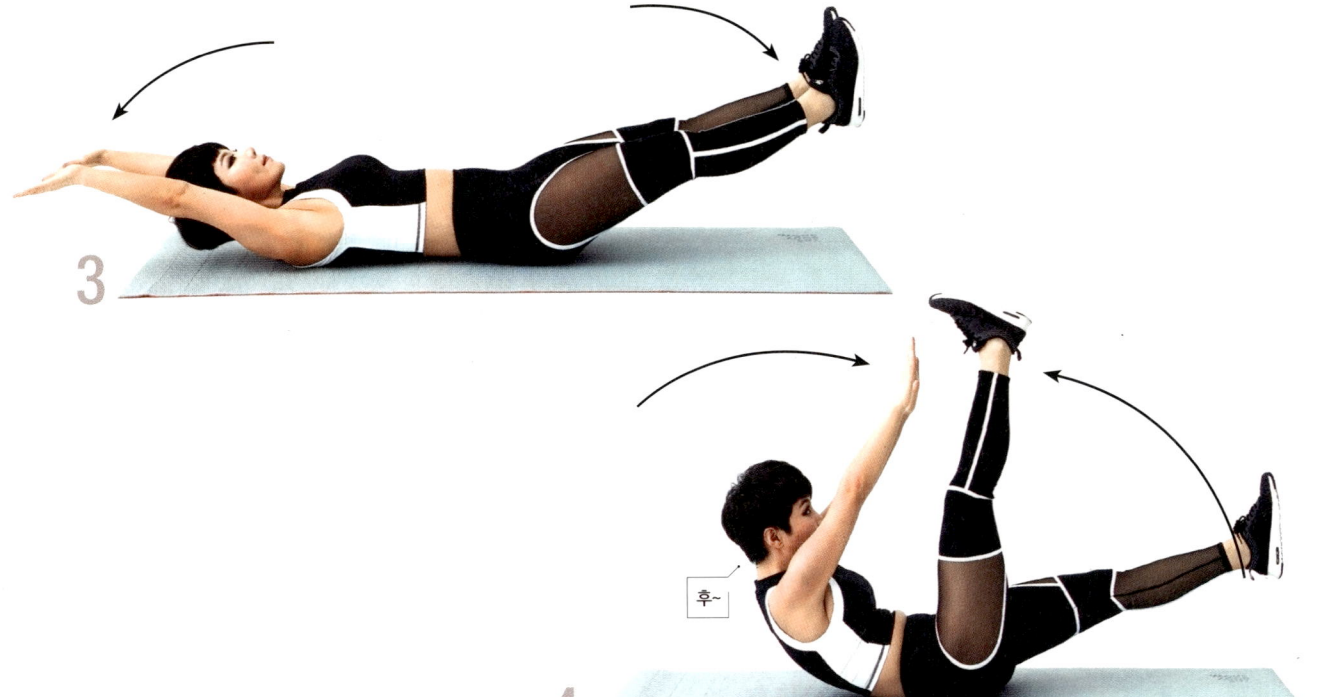

3

4

후~

---

1 바닥에 등을 대고 누운 뒤 상체와 양발을 살
짝 들어 올리고, 양팔은 머리 위로 쭉 뻗어줘.

2 복부에 힘을 주면서 왼발과
양손을 끌어 당겨 터치!

3 다시 원위치!

4 이번에는 오른발과 양손을 끌어
당겨 터치! 여기까지가 1회야.

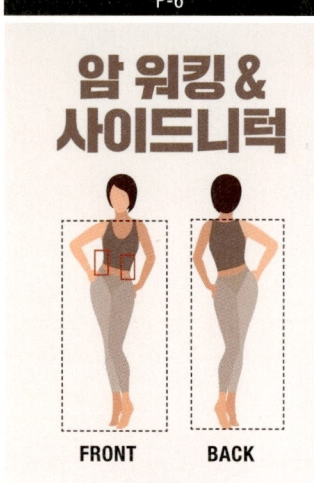

P-6

암 워킹 &
사이드니턱

FRONT   BACK

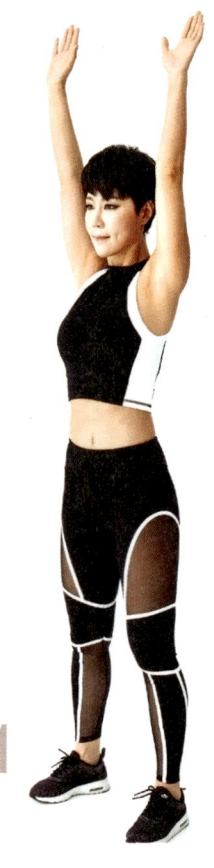

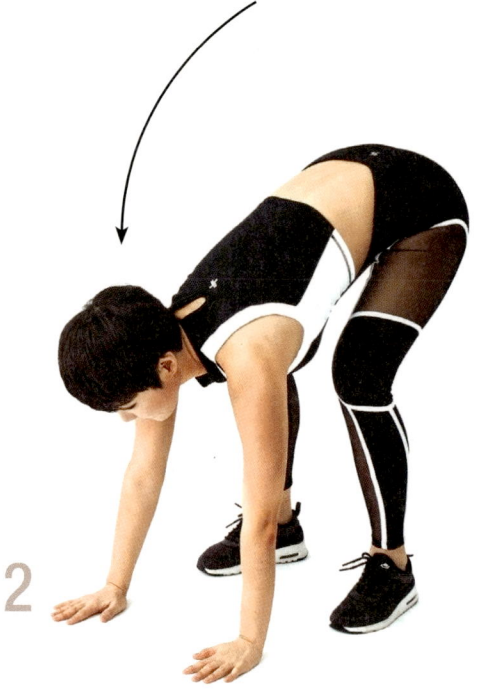

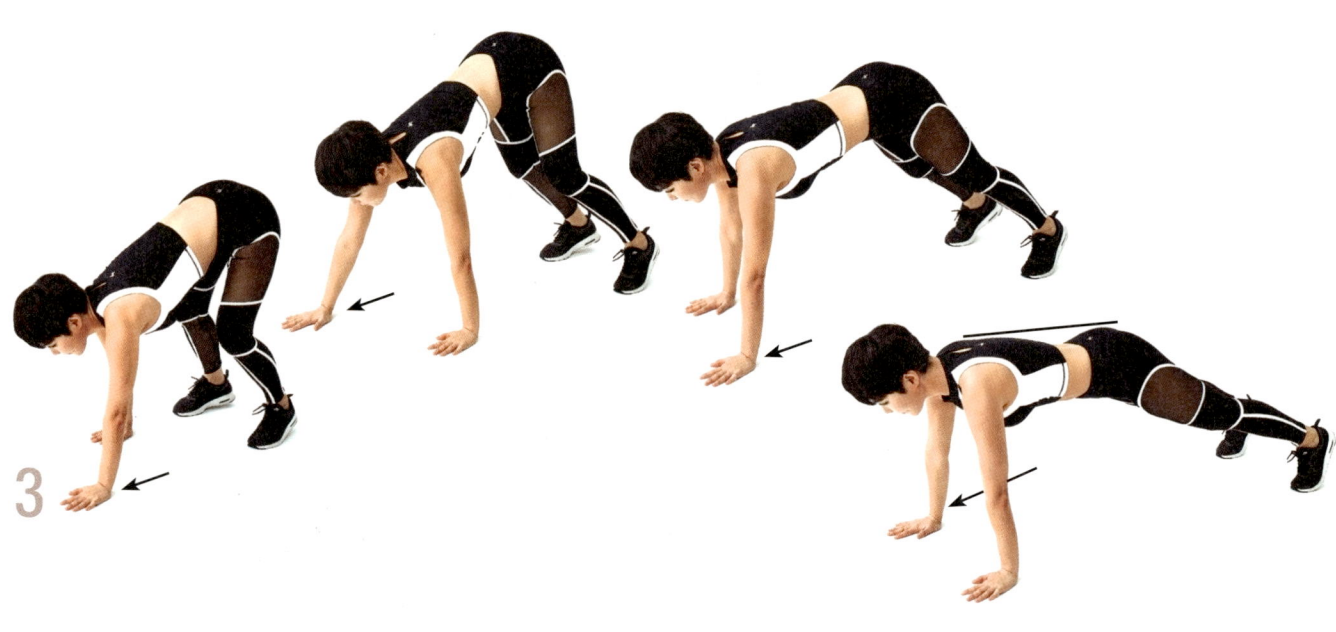

1 바로 서서 만세!	**2** 천천히 상체를 숙여 양 손바닥으로 바닥을 짚어.	**3** 손바닥으로 걸어가. 등과 엉덩이가 일직선이 될 때까지!

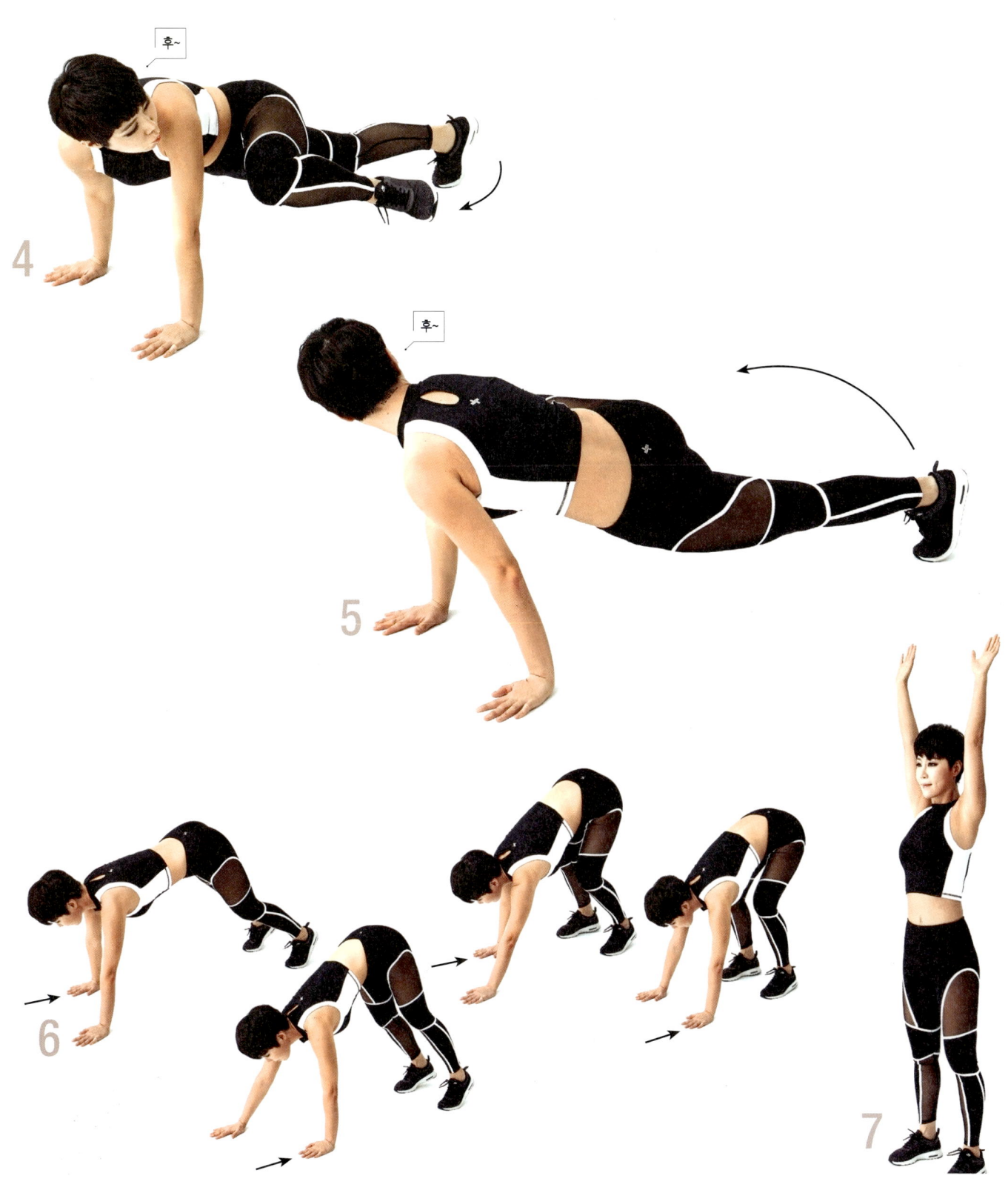

| 4 | 왼쪽 무릎을 바깥쪽으로 당겨 옆구리를 꽉 조여줘. | 5 | 오른쪽 무릎도 바깥쪽으로 당겨 옆구리를 꽉 조여줘. | 6 | 손바닥으로 걸어 2번 자세로 돌아와. | 7 | 몸을 일으키며 만세! 여기까지가 1회야. |

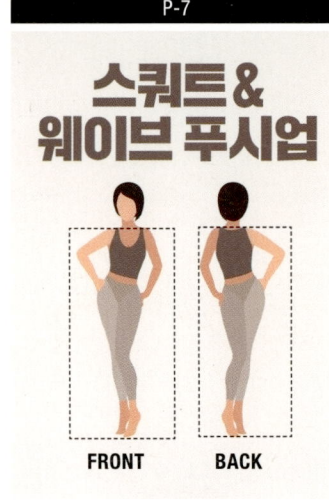

P-7

스쿼트&
웨이브 푸시업

FRONT   BACK

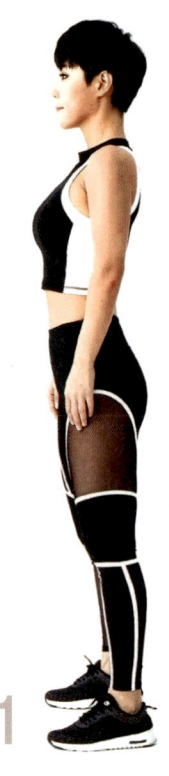

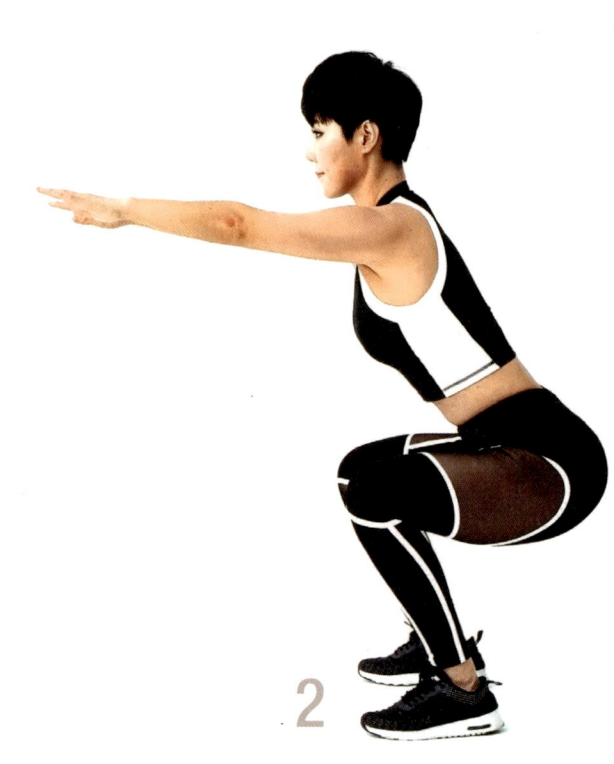

1

2

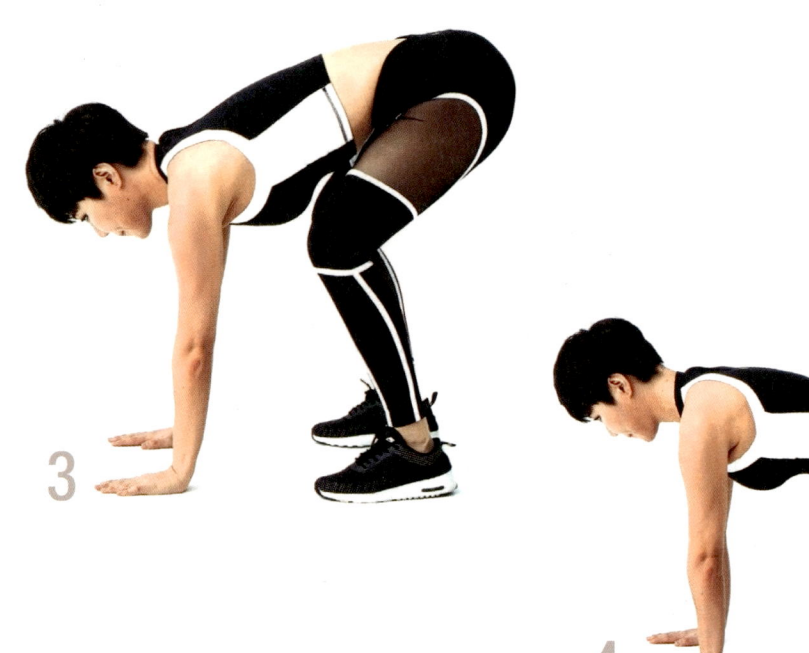

3

4

1 바로 서서 양발은 어깨 너비로 벌리고, 양손은 편안하게 내려놔.

2 그대로 앉으면서 스쿼트! 이때 양팔은 앞으로 나란히!

3 상체를 숙이고 양 손바닥으로 바닥을 짚어.

4 점프해서 양발을 뒤로 보내.

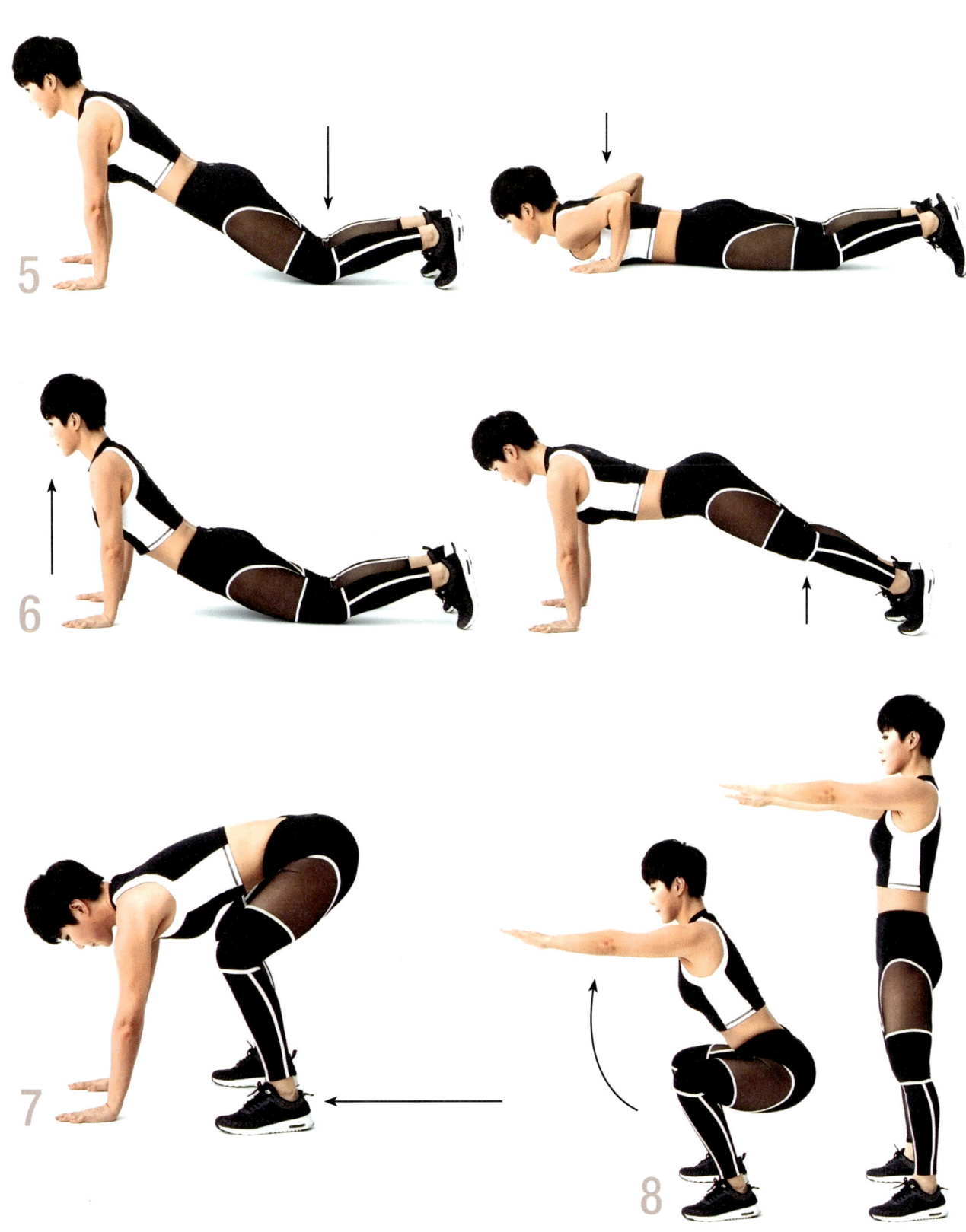

5	하체부터 상체 순으로 바닥에 완전히 엎드려!	6	상체부터 하체 순으로 몸을 일으켜 세워.	7	점프해서 양발을 앞으로 가져와.	8	천천히 상체를 일으키며 스쿼트 자세로 돌아온 뒤 일어나. 여기까지 1회야.

주원홈트 스트레칭

📢 안 하면 후회한다!
탄력 있고 매끄러운 몸을 완성하는 주원언니 꿀팁!

※ 모든 동작은 좌우 각 20초씩 유지하고, 동작은 ST-1번부터 ST-11번까지 순서대로 진행하면 돼. 호흡은 자연스럽게 유지할 것!

ST-1
누워서 무릎 당기기

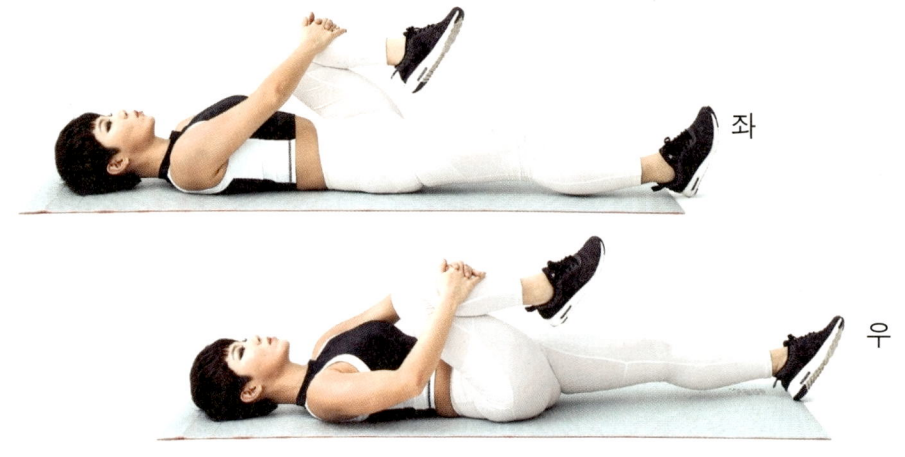

바닥에 등을 대고 누운 뒤 한쪽 무릎을 들어 가슴 방향으로 끌어 당겨. 양손으로 무릎을 잡고 천천히 허벅지 뒤쪽이 늘어나는 것을 느껴봐.

ST-2
다리 뻗어 발목 당기기

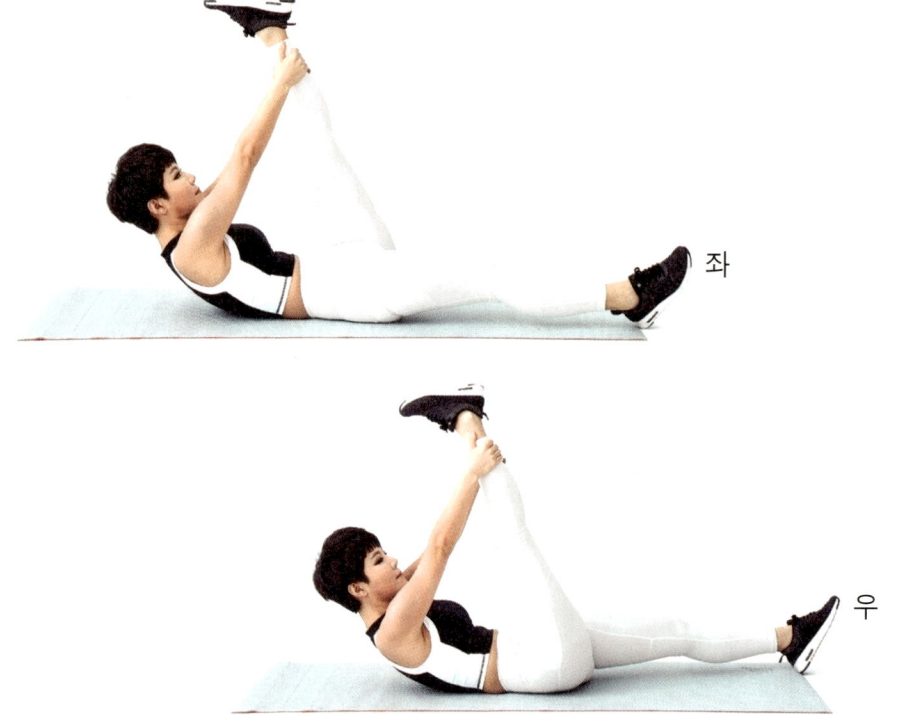

바닥에 등을 대고 누운 뒤 한발을 들어 올리고, 양손으로 발목을 잡아. 이때 무릎은 편 상태를 유지해야 하는데 힘들면 상체를 들어도 좋아.

4자
당기기

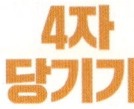

좌

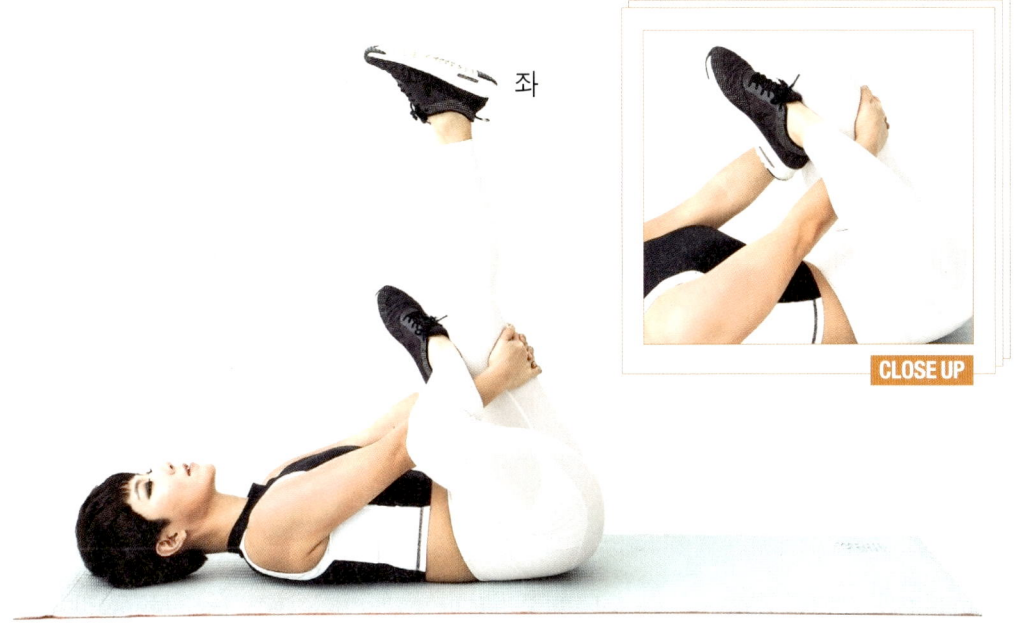

CLOSE UP

우

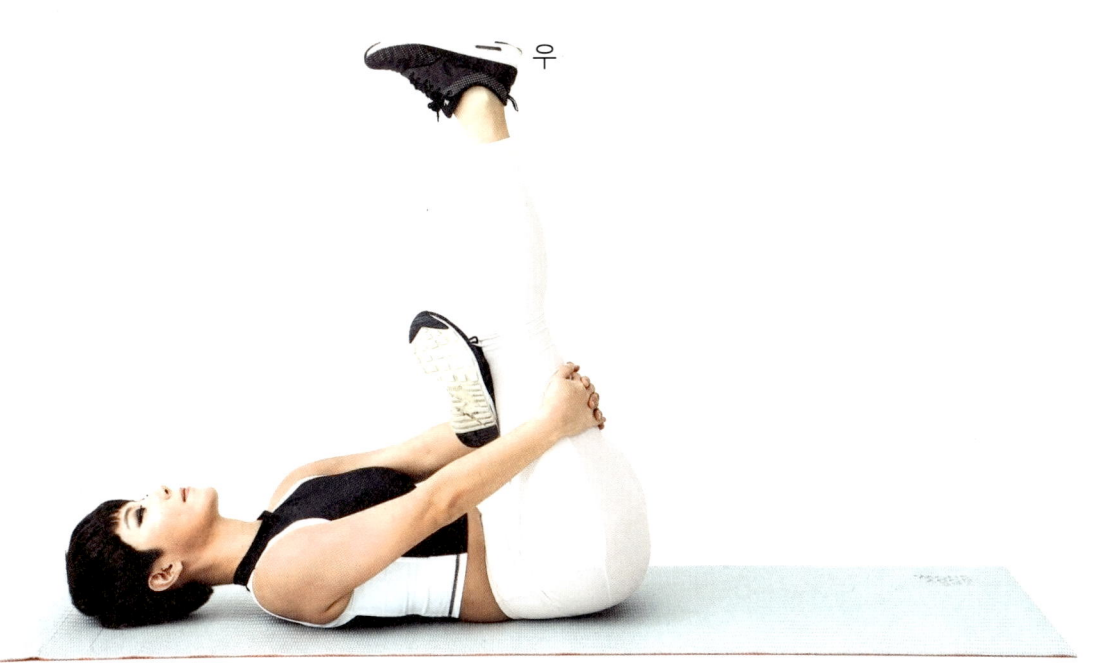

바닥에 등을 대고 누운 뒤 한쪽 발을 반대쪽 허벅지 위에 올려. 접은 다리 사이로 손을 넣어 뻗은 다리 뒤에서 깍지낀 뒤 당겨줘!

ST-4

앞벅지 스트레칭

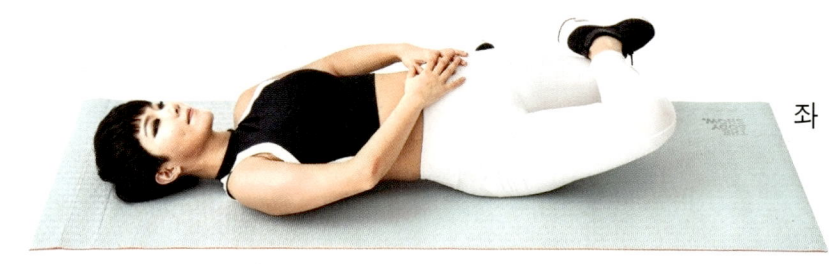

좌

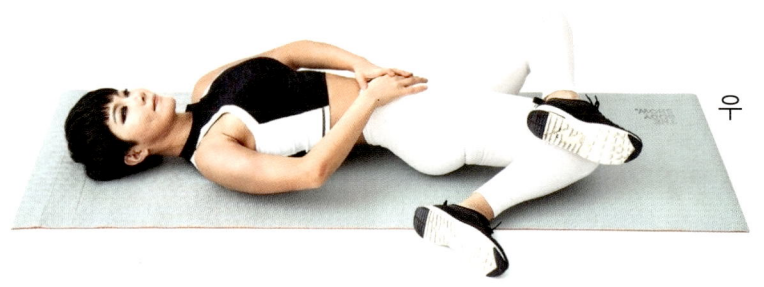

우

바닥에 등을 대고 누운 뒤 왼쪽 다리는 무릎을 꿇은 상태로 두고, 오른쪽 발목을 왼쪽 허벅지 위에 얹어. 그대로 골반 위에 양손을 포개 올려 골반이 뜨지 않게끔 꾹 눌러줘.

ST-5

허리 스트레칭

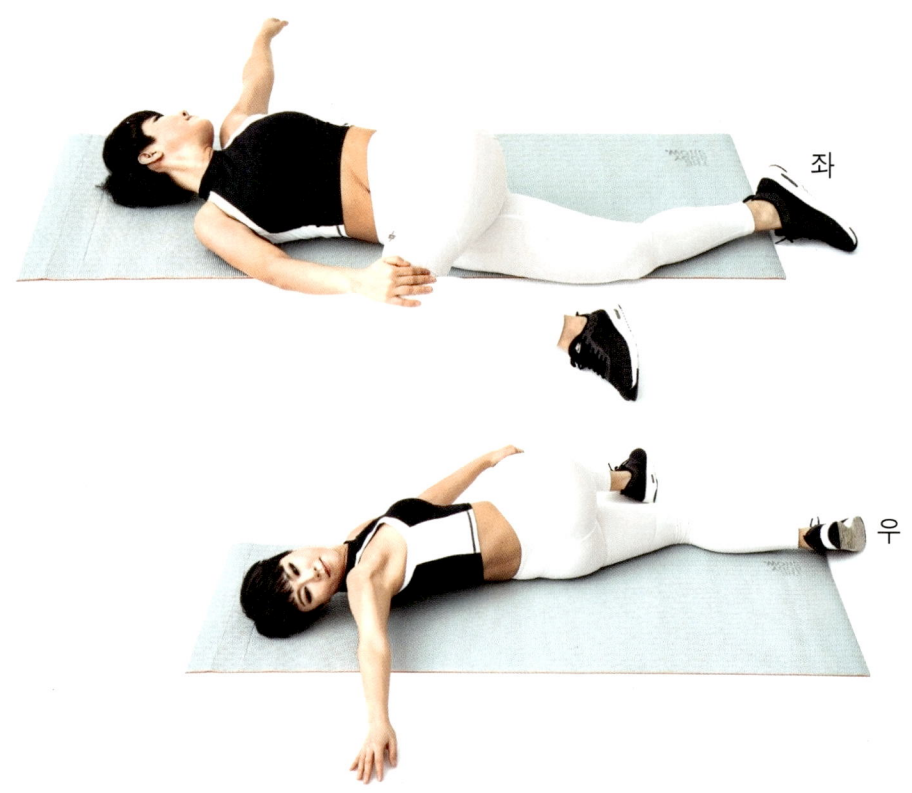

좌

우

바닥에 등을 대고 누운 뒤 왼쪽 무릎을 당겨서 오른쪽으로 틀어줘. 이때 오른손으로는 왼쪽 무릎을 지긋이 눌러주고, 어깨는 바닥에 닿아 있어야 해. 시선은 당긴 무릎과 반대 방향으로 향할 것!

코브라 자세로 하늘보기

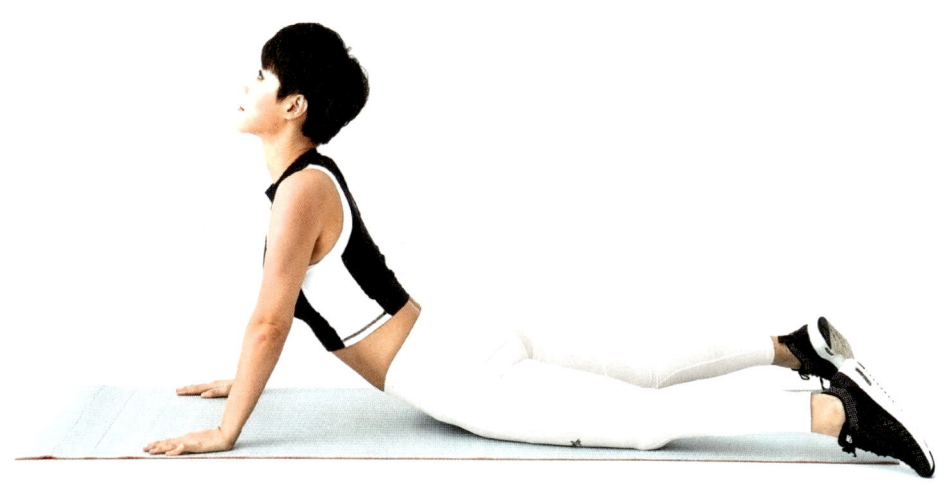

바닥에 배를 대고 누운 뒤 양발은 어깨 너비로 벌리고, 양손으로 바닥을 밀어내면서 상체를 들어 올려. 시선은 하늘을 향하고, 어깨와 귀의 간격이 최대한 멀어지게끔 해줘.

어린이 자세

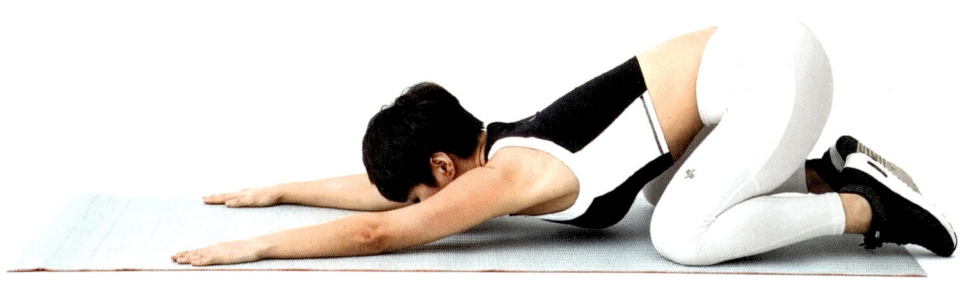

코브라 자세에서 그대로 엉덩이를 뒤로 쭉 빼면서 양 어깨와 가슴이 바닥에 닿게 꾹 눌러주며 스트레칭!

ST-8

고양이 자세

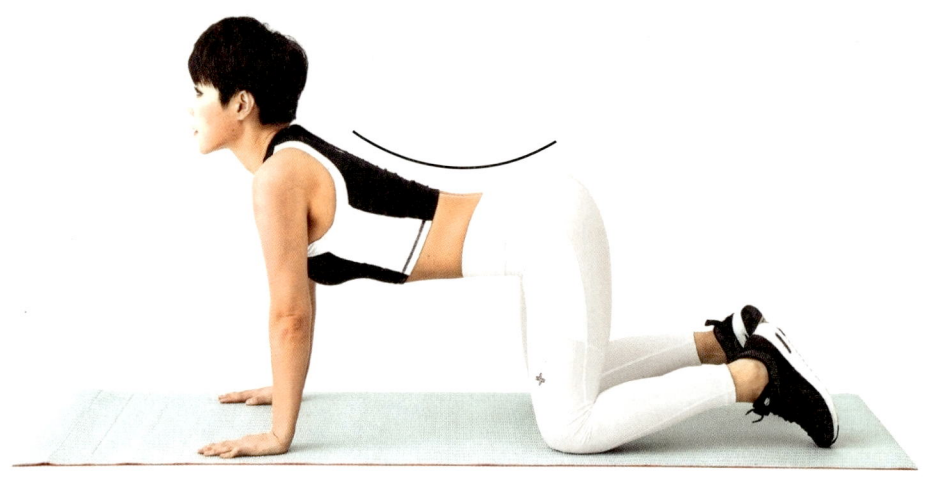

어린이 자세에서 상체를 일으켜 네발 기기 자세를 취한 뒤 허리(척추)를 움푹하게 바닥으로 내려줘.

ST-9

낙타 자세

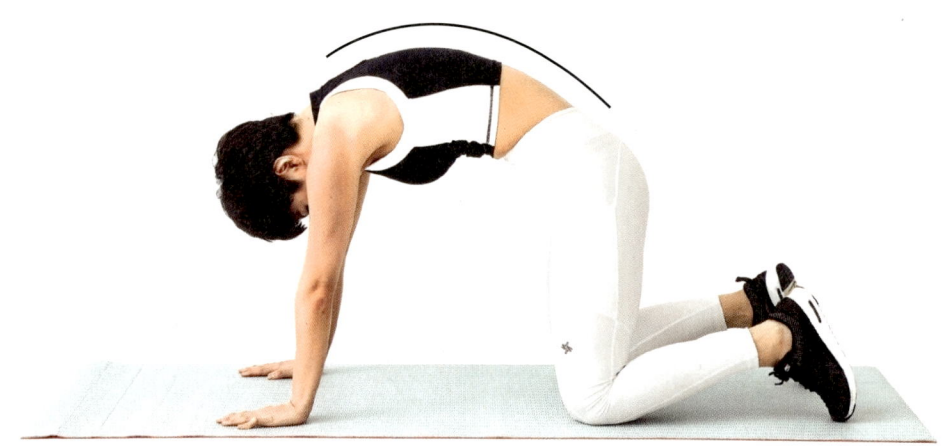

고양이 자세에서 그대로 허리를 하늘로 둥글게 말아 올려. 고개도 아래로 둥글게 말아주고, 시선은 배꼽을 바라보면서 허리를 시원하게 늘여줘!

산 자세

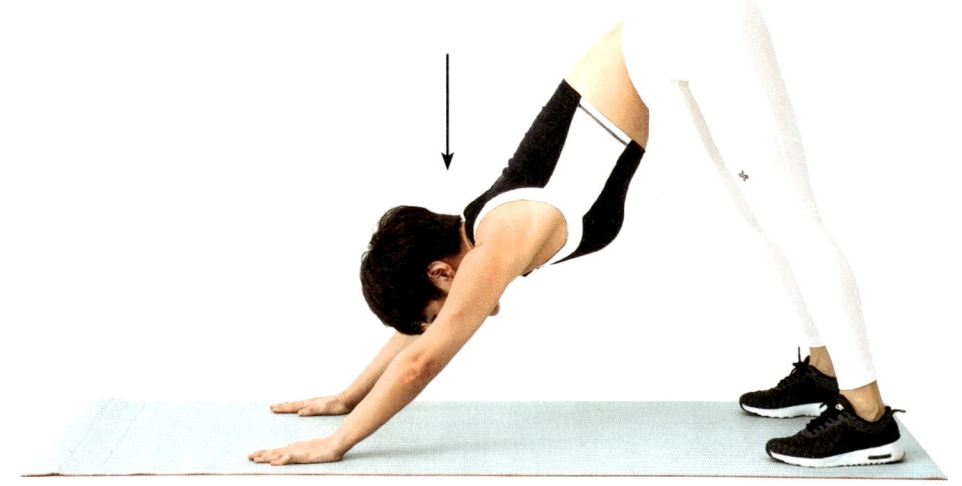

낙타 자세에서 상체는 고정한 채 무릎을 펴고 일어나 내 몸을 ㅅ자로 만들어. 뒤꿈치는 바닥에 꾹 붙여주고 어깨를 바닥으로 눌러주면서 전신을 시원하게 늘여봐.

기지개 켜기

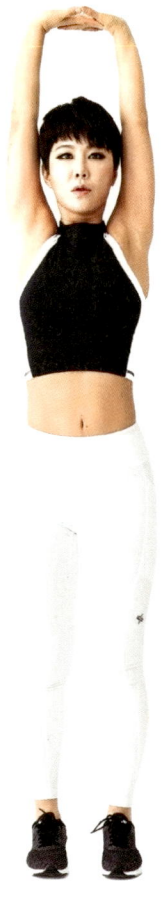

산 자세에서 손으로 걸어서 몸을 일으켜. 바로 서서 그대로 온 몸을 위로 쭉쭉 늘여주는 거야.

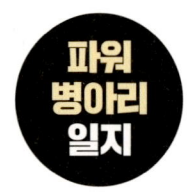

파워 병아리 일지

1week — 체지방은 다운! 체력은 업!

월/수/금	1set	2set	3set	4set	5set	6set	7set
Start Time	:	:	:	:	:	:	:
1W1-1 태양예배 변형	7	7	7	7	7	7	7
1W1-2 벤트 오버 W	7	7	7	7	7	7	7
1W1-3 암 워킹 크로스니턱	7	7	7	7	7	7	7
1W1-4 바이시클 크런치	7	7	7	7	7	7	7
1W1-5 플랭크 트위스트	7	7	7	7	7	7	7
1W1-6 푸시업 & 스쿼트	7	7	7	7	7	7	7
1W1-7 플랭크 사이드니턱	7	7	7	7	7	7	7
Finish Time	:	:	:	:	:	:	:
Total Time	min	min	min	min	min	min	min
							min

화/목/토	1set	2set	3set	4set	5set	6set	7set
Start Time	:	:	:	:	:	:	:
1W2-1 데드 & 백 런지	7	7	7	7	7	7	7
1W2-2 스모 스쿼트 & 로우	7	7	7	7	7	7	7
1W2-3 버피프레스	7	7	7	7	7	7	7
1W2-4 슈퍼맨 W	7	7	7	7	7	7	7
1W2-5 플랭크 점프 푸시플로어	7	7	7	7	7	7	7
1W2-6 텐션 데드리프트	7	7	7	7	7	7	7
1W2-7 리버스 크런치	7	7	7	7	7	7	7
Finish Time	:	:	:	:	:	:	:
Total Time	min	min	min	min	min	min	min
							min

2week — 내 몸 구석구석에 붙어있는 셀룰라이트를 활활 태워버리자!

월/수/금	1set	2set	3set	4set	5set	6set	7set
Start Time	:	:	:	:	:	:	:
2W1-1 스쿼트 & 크로스 런지	7	7	7	7	7	7	7
2W1-2 마운틴 크로스	7	7	7	7	7	7	7
2W1-3 페이스다운 레그리프트 & 컬	7	7	7	7	7	7	7
2W1-4 와이드 3단 스쿼트	7	7	7	7	7	7	7
2W1-5 스파이더 런지	7	7	7	7	7	7	7
2W1-6 홀드 킥 백	7	7	7	7	7	7	7
2W1-7 브릿지	7	7	7	7	7	7	7
Finish Time	:	:	:	:	:	:	:
Total Time	min	min	min	min	min	min	min
							min

화/목/토	1set	2set	3set	4set	5set	6set	7set
Start Time	:	:	:	:	:	:	:
2W2-1 사이드런지 크로스니업	7	7	7	7	7	7	7
2W2-2 힙 쓰러스터	7	7	7	7	7	7	7
2W2-3 프러그(개구리 점프)	7	7	7	7	7	7	7
2W2-4 플러터 킥	7	7	7	7	7	7	7
2W2-5 하이 런지	7	7	7	7	7	7	7
2W2-6 데드 스쿼트	7	7	7	7	7	7	7
2W2-7 플랭크 암 익스텐션	7	7	7	7	7	7	7
Finish Time	:	:	:	:	:	:	:
Total Time	min	min	min	min	min	min	min
							min

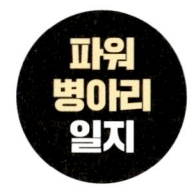

3week 〉 조각처럼 아름답게 몸을 빚어보자!

월/수/금	1set	2set	3set	4set	5set	6set	7set
Start Time	:	:	:	:	:	:	:
3W1-1 스텝 스쿼트	7	7	7	7	7	7	7
3W1-2 런지 킥	7	7	7	7	7	7	7
3W1-3 플랭크잭 스쿼트업	7	7	7	7	7	7	7
3W1-4 스쿼트 & 크로스니업	7	7	7	7	7	7	7
3W1-5 3단 브릿지	7	7	7	7	7	7	7
3W1-6 포어 암 플랭크 킥백	7	7	7	7	7	7	7
3W1-7 힙 어브덕션	7	7	7	7	7	7	7
Finish Time	:	:	:	:	:	:	:
Total Time	min	min	min	min	min	min	min
							min

화/목/토	1set	2set	3set	4set	5set	6set	7set
Start Time	:	:	:	:	:	:	:
3W2-1 스탠딩 크로스니업	7	7	7	7	7	7	7
3W2-2 스탠딩 사이드니업	7	7	7	7	7	7	7
3W2-3 드롭 점프 스쿼트	7	7	7	7	7	7	7
3W2-4 플랭크 크로스니턱 & 파이크	7	7	7	7	7	7	7
3W2-5 밴트 오버로우 & 드로우	7	7	7	7	7	7	7
3W2-6 플랭크 잭 & 파이크	7	7	7	7	7	7	7
3W2-7 플러터 니턱	7	7	7	7	7	7	7
Finish Time	:	:	:	:	:	:	:
Total Time	min	min	min	min	min	min	min
							min

4week 〉 비키니를 위한 11자 복근 & 애플힙에 집중하자!

월/수/금	1set	2set	3set	4set	5set	6set	7set
Start Time	:	:	:	:	:	:	:
4W1-1 사이드 런지 & 팔 모으기	7	7	7	7	7	7	7
4W1-2 크로스 런지	7	7	7	7	7	7	7
4W1-3 원 레그 브릿지	7	7	7	7	7	7	7
4W1-4 버피 스쿼트 홀딩	7	7	7	7	7	7	7
4W1-5 백 런지 & 로우	7	7	7	7	7	7	7
4W1-6 덩키 킥	7	7	7	7	7	7	7
4W1-7 다리 뻗어 어브덕션	7	7	7	7	7	7	7
Finish Time	:	:	:	:	:	:	:
Total Time	min	min	min	min	min	min	min
							min

화/목/토	1set	2set	3set	4set	5set	6set	7set
Start Time	:	:	:	:	:	:	:
4W2-1 런지 & 2단 스쿼트	7	7	7	7	7	7	7
4W2-2 웨이브푸시업 & 오버헤드스쿼트	7	7	7	7	7	7	7
4W2-3 스쿼트 & 점프 스쿼트	7	7	7	7	7	7	7
4W2-4 다운 독	7	7	7	7	7	7	7
4W2-5 브릿지 & 풀오버	7	7	7	7	7	7	7
4W2-6 더블 크런치	7	7	7	7	7	7	7
4W2-7 플랭크 사이드니턱 & 팔뻗기	7	7	7	7	7	7	7
Finish Time	:	:	:	:	:	:	:
Total Time	min	min	min	min	min	min	min
							min

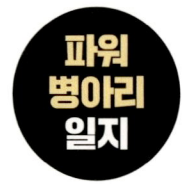

파워
병아리
일지

| PENALTY PROGRAM | 벌칙 프로그램 | | | | | | |

	1set	2set	3set	4set	5set	6set	7set
Start Time	:	:	:	:	:	:	:
P-1 버피 점프	7	7	7	7	7	7	7
P-2 전신 익스텐션	7	7	7	7	7	7	7
P-3 스쿼트 홀딩 & 플랭크잭	7	7	7	7	7	7	7
P-4 사이드 크런치	7	7	7	7	7	7	7
P-5 시저스 킥	7	7	7	7	7	7	7
P-6 암 워킹 & 사이드니턱	7	7	7	7	7	7	7
P-7 스쿼트 & 웨이브 푸시업	7	7	7	7	7	7	7
Finish Time	:	:	:	:	:	:	:
Total Time	min	min	min	min	min	min	min
							min

※ 「주원홈트 맥시멈」 파워 병아리 일지는 싸이프레스 홈페이지(www.cypressbook.co.kr)와 블로그 (blog.naver.com/cypressbook)에서 다운로드 받으세요.

112

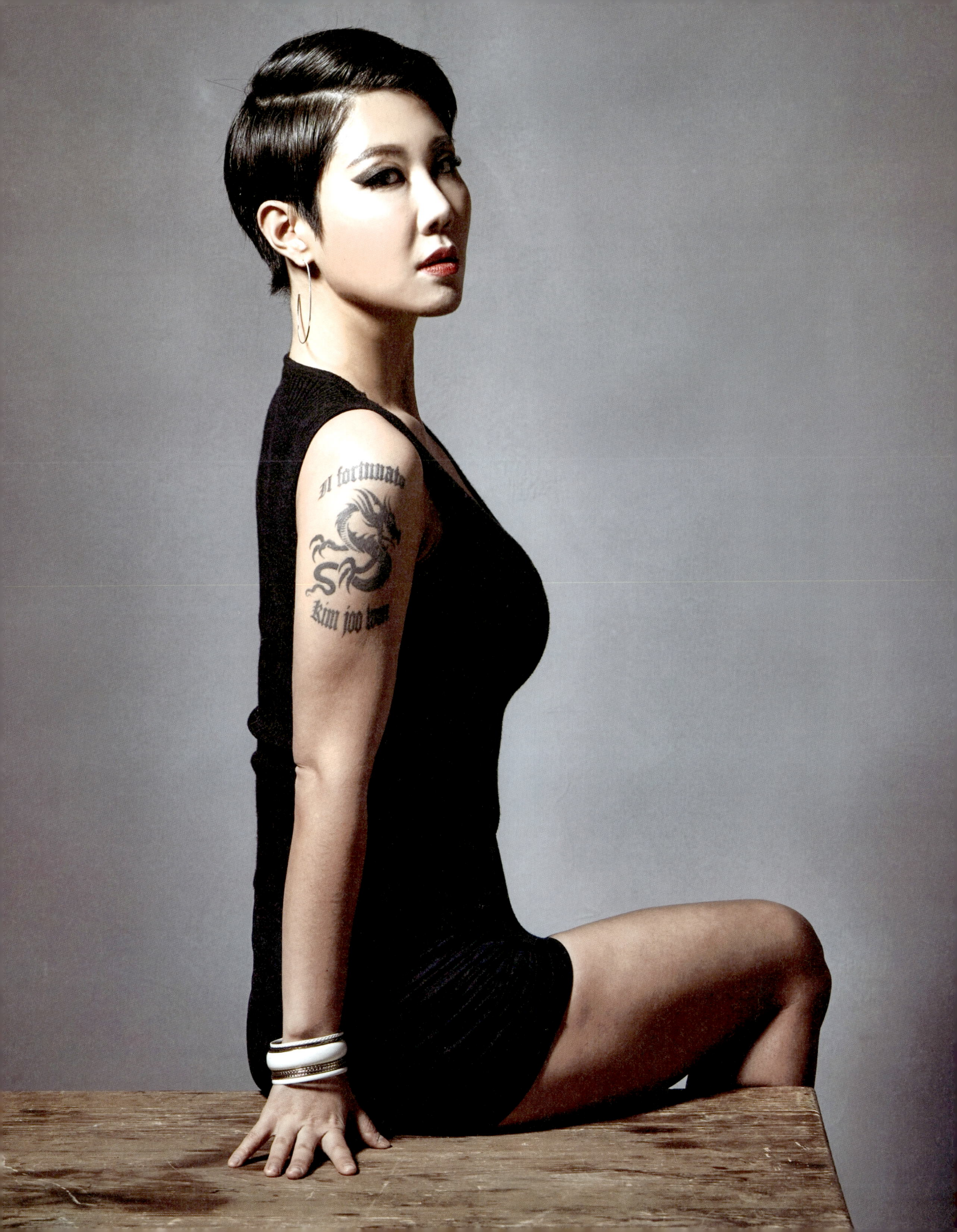

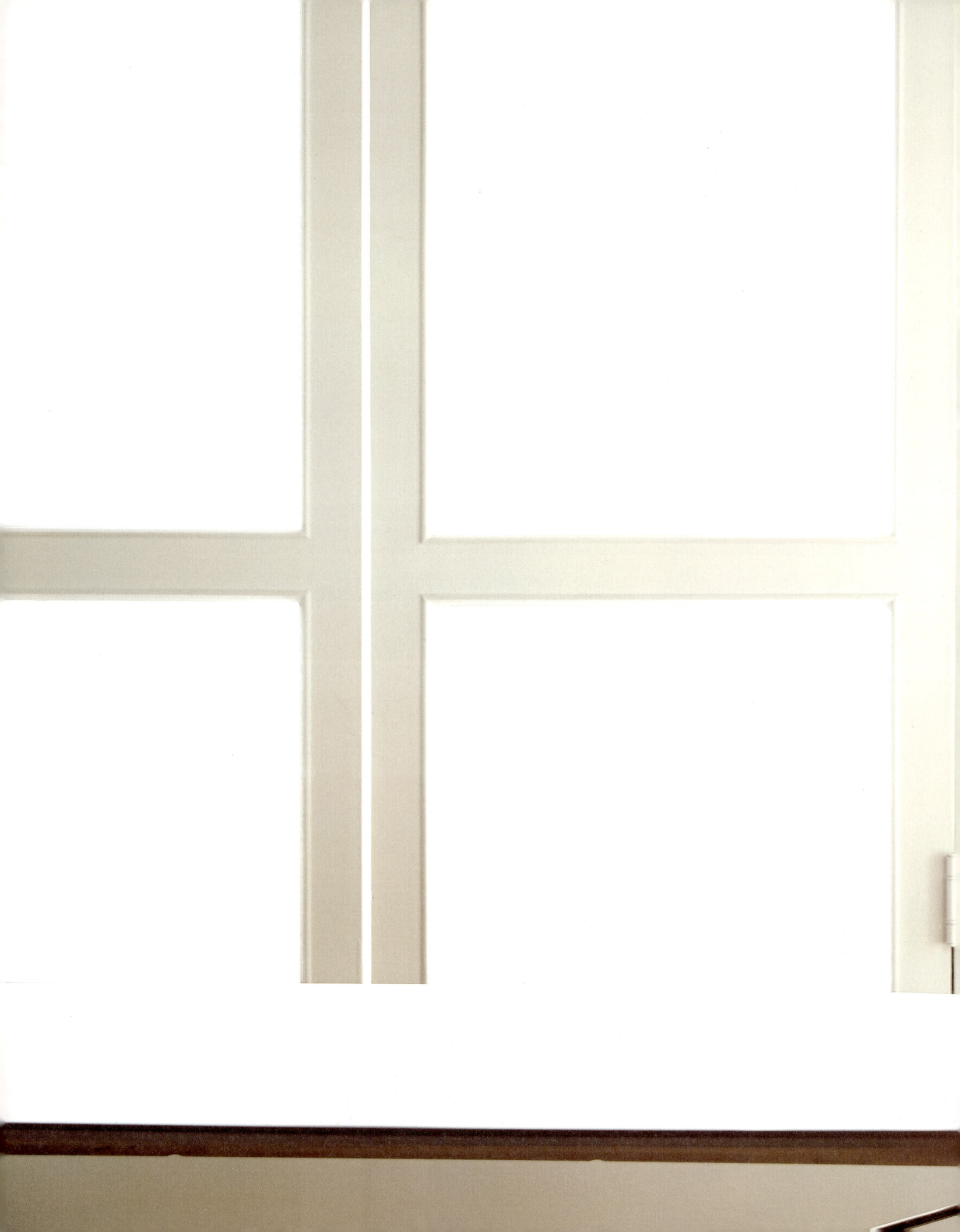

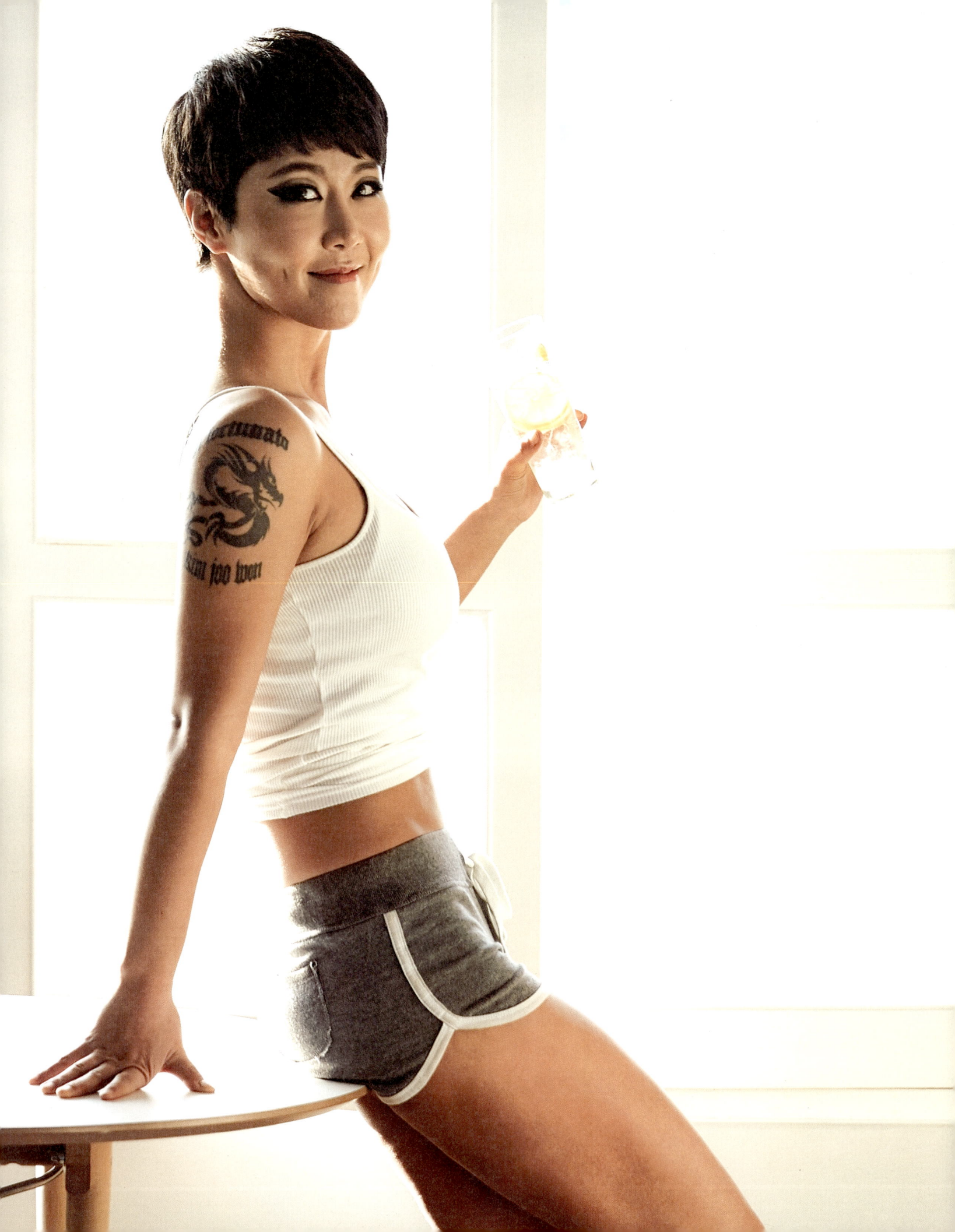

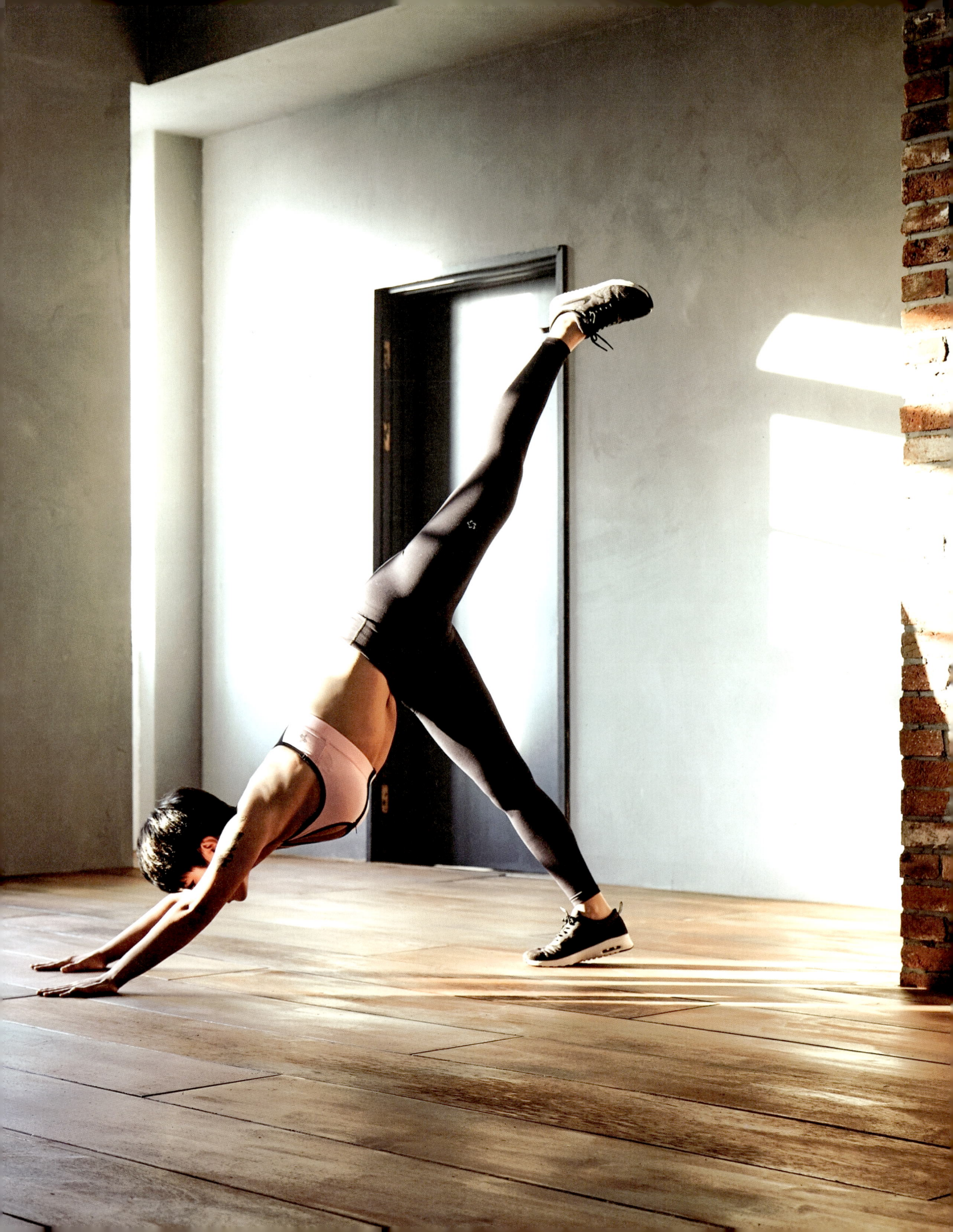